# Culinária com Baixo Teor de Sódio

Sabores Saudáveis para uma Vida Sem Excesso de Sal

Ana Silva

# Índice

Mistura de camarão e abacaxi .................................................. 12

Salmão e Azeitonas Verdes ...................................................... 13

Salmão e Funcho ....................................................................... 14

Bacalhau e Espargos ................................................................. 15

Camarão Temperado ................................................................ 16

Robalo e Tomate ....................................................................... 17

Camarão e Feijão ...................................................................... 18

Mistura de Camarão e Rábano ................................................ 19

Salada de Camarão e Estragão ................................................ 20

Mistura de bacalhau com parmesão ...................................... 21

Mix de tilápia e cebola roxa .................................................... 22

Salada de Truta ......................................................................... 23

Truta Balsâmica ........................................................................ 24

Salsa Salmão ............................................................................. 25

Salada de Truta e Vegetais ...................................................... 26

Salmão Açafrão ........................................................................ 27

Salada de Camarão e Melancia .............................................. 28

Salada de Camarão com Orégano e Quinoa ........................ 29

Salada de Caranguejo .............................................................. 30

Vieiras Balsâmicas .................................................................... 31

Mistura cremosa de linguado ................................................. 32

Mistura Picante de Salmão e Manga ..................................... 33

Mistura de camarão com endro ............................................. 34

Patê de Salmão ......................................................................... 35

Camarão com Alcachofras ........................................................................ 36

Camarão com Molho de Limão ................................................................ 37

Mix de Atum e Laranja ............................................................................. 38

Caril de Salmão ........................................................................................ 39

Mistura de Salmão e Cenoura .................................................................. 40

Mistura de Camarão e Pinhão .................................................................. 41

Bacalhau com pimenta e feijão verde ...................................................... 42

Vieiras de alho .......................................................................................... 43

Mistura cremosa de robalo ...................................................................... 44

Mistura de Robalo e Cogumelos ............................................................... 45

Sopa de Salmão ........................................................................................ 46

Camarão Noz-moscada ............................................................................ 47

Mistura de Camarão e Bagas ................................................................... 48

Truta Assada com Limão .......................................................................... 49

Cebolinhas Vieiras .................................................................................... 50

Almôndegas de Atum ............................................................................... 51

Panela de Salmão ..................................................................................... 52

Mistura de Bacalhau com Mostarda ........................................................ 53

Mistura de Camarão e Espargos .............................................................. 54

Bacalhau e Ervilhas .................................................................................. 55

Tigelas de Camarão e Mexilhões .............................................................. 56

Receitas de sobremesas Dash Diet ............................................................... 57

Creme de Menta ...................................................................................... 58

Pudim de Framboesa ............................................................................... 59

Barras de Amêndoa ................................................................................. 60

Mistura de pêssegos assados ................................................................... 61

Bolo De Nozes .......................................................................................... 62

| | |
|---|---|
| Bolo de maçã | 63 |
| Creme De Canela | 64 |
| Mistura Cremosa De Morangos | 65 |
| Brownies de baunilha e noz-pecã | 66 |
| Bolo De Morangos | 67 |
| Pudim de Cacau | 69 |
| Creme de Noz-moscada e Baunilha | 70 |
| Creme de Abacate | 71 |
| Creme de Framboesas | 72 |
| Salada de Melancia | 73 |
| Mistura de peras de coco | 74 |
| Compota de Maçãs | 75 |
| Ensopado de Damascos | 76 |
| Mistura de limão e melão | 77 |
| Creme Cremoso De Ruibarbo | 78 |
| Tigelas de abacaxi | 79 |
| Ensopado de Mirtilo | 80 |
| Pudim de Limão | 81 |
| Creme De Pêssego | 82 |
| Mistura de ameixa e canela | 83 |
| Maçãs Chia e Baunilha | 84 |
| Pudim de Arroz e Peras | 85 |
| Ensopado de Ruibarbo | 86 |
| Creme de Ruibarbo | 87 |
| Salada de Mirtilos | 88 |
| Tâmaras e Creme de Banana | 89 |
| Muffins de ameixa | 90 |

Tigelas de ameixas e passas .................................................................... 91

Barras de sementes de girassol ............................................................... 92

Tigelas de amoras e castanhas de caju .................................................... 93

Tigelas de laranja e tangerinas ................................................................ 94

Creme De Abóbora .................................................................................. 95

Mistura de figos e ruibarbo ...................................................................... 96

Banana Temperada .................................................................................. 97

Batido de Cacau ....................................................................................... 98

Barras de banana ..................................................................................... 99

Barras de chá verde e tâmaras .............................................................. 100

Creme De Nozes ..................................................................................... 101

Bolo de limão ......................................................................................... 102

Barras de passas .................................................................................... 103

Quadrados de Nectarinas ...................................................................... 104

Ensopado de Uvas .................................................................................. 105

Creme de Mandarina e Ameixas ............................................................ 106

Creme De Cereja E Morangos ................................................................ 107

Nozes de cardamomo e arroz doce ....................................................... 108

Pão De Peras .......................................................................................... 109

Pudim de Arroz e Cerejas ....................................................................... 110

Ensopado de melancia ........................................................................... 111

Pudim de Gengibre ................................................................................ 112

Creme de cajú ........................................................................................ 113

Biscoitos de cânhamo ............................................................................ 114

Tigelas de amêndoas e romã ................................................................. 115

Aveia com Manteiga de Amendoim ...................................................... 116

Scones com Nozes e Frutas .................................................................... 117

Biscoitos De Banana .................................................................. 118
Aveia de maçã .......................................................................... 119
Muffins de mirtilo .................................................................... 120
Crepes de coco ........................................................................ 122
Panquecas de Mirtilo .............................................................. 123
Parfait de Abóbora .................................................................. 124
Waffles De Batata Doce ......................................................... 125
Torrada francesa ..................................................................... 126
Aveia Cacau ............................................................................. 127
Aveia Manga ............................................................................ 128
Cerejas e Peras Aveia ............................................................. 129
Tigelas de nozes e laranja ..................................................... 130
Pêssegos Assados e Creme .................................................... 131
Tigelas de maçãs e iogurte .................................................... 132
Aveia com manga e romã ...................................................... 133
Sementes de chia e tigelas de romã ..................................... 134
Hash de ovo e cenoura .......................................................... 135
Omelete de pimentão ............................................................. 136
Fritada de Salsa ....................................................................... 137
Ovos Assados e Alcachofras .................................................. 138
Caçarola De Feijão E Ovos ..................................................... 139
Mistura de queijo de cúrcuma .............................................. 140
Hash Browns e vegetais ......................................................... 141
Risoto de cebolinha e bacon ................................................. 143
Canela Pistache Quinoa ......................................................... 144
Mistura de iogurte de cerejas ............................................... 145
Mistura de ameixas e coco .................................................... 146

Iogurte de Maçãs .................................................................. 147

Tigelas de morango e aveia................................................ 148

Mistura de bordo e pêssego ............................................... 149

Arroz com Canela e Tâmaras .............................................. 150

Iogurte de Figos, Pêra e Romã ............................................ 151

Mingau de Noz-Moscada e Morango................................. 152

Arroz Cremoso e Bagas ....................................................... 153

Arroz De Coco Baunilha ...................................................... 154

Arroz de Coco e Cerejas ...................................................... 155

Mistura de arroz com gengibre.......................................... 156

Caçarola de Salsicha com Pimentão .................................. 157

Tigelas de arroz com cogumelos........................................ 159

Ovos de tomate e espinafre............................................... 160

Omelete de gergelim .......................................................... 161

Aveia de abobrinha ............................................................. 162

Tigela de Amêndoas e Coco ............................................... 163

Salada Quente de Grão de Bico ......................................... 164

Pudim De Milheto De Cacau .............................................. 166

Pudim de Chia ..................................................................... 167

Pudim de tapioca ................................................................ 168

Hash Cheddar...................................................................... 169

Salada de Ervilhas............................................................... 170

Mistura de quinoa e grão de bico ...................................... 171

Salada de Azeitonas e Pimentões ..................................... 172

Mistura de Feijão Verde e Ovos......................................... 173

Salada de Cenoura e Ovos ................................................. 174

Bagas Cremosas .................................................................. 175

Tigelas de maçãs e passas ..................................................................... 176

Mingau de gengibre e trigo sarraceno ................................................... 177

Salada de Couve-Flor e Pimentão ........................................................... 178

Frango e batatas fritas ............................................................................ 179

Receitas de almoço Dash Diet ...................................................................... 181

Burritos de Feijão Preto ........................................................................... 182

Mistura de Frango e Manga .................................................................... 183

Bolos De Grão De Bico ............................................................................. 184

Tigelas de salsa e couve-flor ................................................................... 185

Salada de Salmão e Espinafre ................................................................. 186

Mistura de Frango e Couve ..................................................................... 187

Salada de Salmão e Rúcula ..................................................................... 188

Salada de Camarão e Vegetais ................................................................ 189

Wraps de peru e pimentão ..................................................................... 190

Sopa de Feijão Verde ............................................................................... 192

Salada de Abacate, Espinafre e Azeitonas .............................................. 193

Panela de Carne e Abobrinha ................................................................. 194

Mistura de carne com tomilho e batata ................................................. 195

Sopa De Porco E Cenoura ....................................................................... 196

Salada de Camarão e Morango ............................................................... 197

Salada de Camarão e Feijão Verde ......................................................... 198

Tacos de peixe ......................................................................................... 199

bolo de abobrinha ................................................................................... 200

Ensopado de Grão de Bico e Tomate ...................................................... 202

Salada de Frango, Tomate e Espinafre ................................................... 203

Tigelas de espargos e pimentões ............................................................ 204

Ensopado de carne quente ..................................................................... 206

Costeletas de porco com cogumelos ...... 207
Salada de Camarão com Coentro ...... 208
Ensopado de Berinjela ...... 209
Mistura de carne e ervilhas ...... 210
Ensopado de Peru ...... 211
Salada de Carne ...... 212
Ensopado de abóbora ...... 214
Mistura de repolho e carne ...... 215
Ensopado de Porco e Feijão Verde ...... 216
Sopa Creme De Abobrinha ...... 218
Salada de Camarão e Uva ...... 219
Creme de Cenoura e Cúrcuma ...... 220
Sopa de Carne e Feijão Preto ...... 221
Tigelas de salmão e camarão ...... 223

# Mistura de camarão e abacaxi

Tempo de preparo: 10 minutos
Tempo de cozimento: 10 minutos
Porções: 4

Ingredientes:
- 1 colher de sopa de azeite
- 1 quilo de camarão, descascado e limpo
- 1 xícara de abacaxi, descascado e cortado em cubos
- Suco de 1 limão
- Um ramo de salsa picada

Instruções:
1. Aqueça uma panela com o azeite em fogo médio, acrescente os camarões e cozinhe por 3 minutos de cada lado.
2. Adicione o restante dos ingredientes, cozinhe tudo por mais 4 minutos, divida em tigelas e sirva.

**Nutrição:** calorias 254, gordura 13,3, fibra 6, carboidratos 14,9, proteína 11

# Salmão e Azeitonas Verdes

**Tempo de preparo:** 10 minutos
**Tempo de cozimento:** 20 minutos
**Porções:** 4

**Ingredientes:**
- 1 cebola amarela picada
- 1 xícara de azeitonas verdes, sem caroço e cortadas ao meio
- 1 colher de chá de pimenta em pó
- Pimenta preta a gosto
- 2 colheres de sopa de azeite
- ¼ xícara de caldo de vegetais com baixo teor de sódio
- 4 filés de salmão sem pele e sem espinhas
- 2 colheres de sopa de cebolinha picada

**Instruções:**
1. Aqueça uma panela com o azeite em fogo médio-alto, acrescente a cebola e refogue por 3 minutos.
2. Adicione o salmão e cozinhe por 5 minutos de cada lado. Adicione o restante dos ingredientes, cozinhe a mistura por mais 5 minutos, divida em pratos e sirva.

**Nutrição:** calorias 221, gordura 12,1, fibra 5,4, carboidratos 8,5, proteína 11,2

# Salmão e Funcho

**Tempo de preparo:** 5 minutos
**Tempo de cozimento:** 15 minutos
**Porções:** 4

**Ingredientes:**
- 4 filés médios de salmão, sem pele e sem espinhas
- 1 bulbo de erva-doce picado
- ½ xícara de caldo de vegetais com baixo teor de sódio
- 2 colheres de sopa de azeite
- Pimenta preta a gosto
- ¼ xícara de caldo de vegetais com baixo teor de sódio
- 1 colher de sopa de suco de limão
- 1 colher de sopa de coentro picado

**Instruções:**
1. Aqueça uma panela com o azeite em fogo médio, acrescente a erva-doce e cozinhe por 3 minutos.
2. Adicione o peixe e doure por 4 minutos de cada lado.
3. Adicione o restante dos ingredientes, cozinhe tudo por mais 4 minutos, divida entre os pratos e sirva.

**Nutrição:** calorias 252, gordura 9,3, fibra 4,2, carboidratos 12,3, proteína 9

# Bacalhau e Espargos

Tempo de preparo: 10 minutos
Tempo de cozimento: 14 minutos
Porções: 4

Ingredientes:
- 1 colher de sopa de azeite
- 1 cebola roxa picada
- 1 quilo de filés de bacalhau desossados
- 1 cacho de aspargos aparados
- Pimenta preta a gosto
- 1 xícara de creme de coco
- 1 colher de sopa de cebolinha picada

Instruções:
1. Aqueça uma panela com o azeite em fogo médio, acrescente a cebola e o bacalhau e cozinhe por 3 minutos de cada lado.
2. Adicione o restante dos ingredientes, cozinhe tudo por mais 8 minutos, divida entre os pratos e sirva.

**Nutrição:** calorias 254, gordura 12,1, fibra 5,4, carboidratos 4,2, proteína 13,5

# Camarão Temperado

**Tempo de preparo:** 5 minutos
**Tempo de cozimento:** 8 minutos
**Porções:** 4

**Ingredientes:**
- 1 colher de chá de alho em pó
- 1 colher de chá de páprica defumada
- 1 colher de chá de cominho moído
- 1 colher de chá de pimenta da Jamaica moída
- 2 colheres de sopa de azeite
- 2 libras de camarão, descascado e limpo
- 1 colher de sopa de cebolinha picada

**Instruções:**
1. Aqueça uma panela com o azeite em fogo médio, acrescente o camarão, o alho em pó e os demais ingredientes, cozinhe por 4 minutos de cada lado, divida em tigelas e sirva.

**Nutrição:** calorias 212, gordura 9,6, fibra 5,3, carboidratos 12,7, proteína 15,4

# Robalo e Tomate

**Tempo de preparo:** 10 minutos
**Tempo de cozimento:** 30 minutos
**Porções:** 4

**Ingredientes:**
- 2 colheres de sopa de azeite
- 2 libras de filé de robalo, sem pele e desossada
- Pimenta preta a gosto
- 2 xícaras de tomate cereja, cortados ao meio
- 1 colher de sopa de cebolinha picada
- 1 colher de sopa de raspas de limão raladas
- ¼ xícara de suco de limão

**Instruções:**
1. Unte uma assadeira com óleo e arrume o peixe dentro.
2. Adicione os tomates e os demais ingredientes, leve a panela ao forno e leve ao forno a 380 graus F por 30 minutos.
3. Divida tudo entre os pratos e sirva.

**Nutrição:** calorias 272, gordura 6,9, fibra 6,2, carboidratos 18,4, proteína 9

# Camarão e Feijão

Tempo de preparo: 10 minutos
Tempo de cozimento: 12 minutos
Porções: 4

**Ingredientes:**
- 1 quilo de camarão, limpo e descascado
- 1 colher de sopa de azeite
- Suco de 1 limão
- 1 xícara de feijão preto enlatado, sem adição de sal, escorrido
- 1 chalota picada
- 1 colher de sopa de orégano picado
- 2 dentes de alho picados
- Pimenta preta a gosto

**Instruções:**
1. Aqueça uma panela com o azeite em fogo médio-alto, acrescente a cebola e o alho, mexa e cozinhe por 3 minutos.
2. Adicione o camarão e cozinhe por 2 minutos de cada lado.
3. Adicione o feijão e os demais ingredientes, cozinhe tudo em fogo médio por mais 5 minutos, divida em tigelas e sirva.

**Nutrição:** calorias 253, gordura 11,6, fibra 6, carboidratos 14,5, proteína 13,5

# Mistura de Camarão e Rábano

Tempo de preparo: 5 minutos
Tempo de cozimento: 8 minutos
Porções: 4

**Ingredientes:**
- 1 quilo de camarão, descascado e limpo
- 2 chalotas picadas
- 1 colher de sopa de azeite
- 1 colher de sopa de cebolinha picada
- 2 colheres de chá de raiz-forte preparada
- ¼ xícara de creme de coco
- Pimenta preta a gosto

**Instruções:**
4 Aqueça uma panela com o azeite em fogo médio, acrescente a cebolinha e a raiz-forte, mexa e refogue por 2 minutos.
5 Adicione o camarão e os demais ingredientes, misture, cozinhe por mais 6 minutos, divida entre os pratos e sirva.

**Nutrição:** calorias 233, gordura 6, fibra 5, carboidratos 11,9, proteína 5,4

# Salada de Camarão e Estragão

Tempo de preparo: 4 minutos
Tempo de cozimento: 0 minutos
Porções: 4

**Ingredientes:**
- 1 quilo de camarão, cozido, descascado e limpo
- 1 colher de sopa de estragão picado
- 1 colher de sopa de alcaparras escorridas
- 2 colheres de sopa de azeite
- Pimenta preta a gosto
- 2 xícaras de espinafre bebê
- 1 colher de sopa de vinagre balsâmico
- 1 cebola roxa pequena, fatiada
- 2 colheres de sopa de suco de limão

**Instruções:**
4 Em uma tigela, misture o camarão com o estragão e os demais ingredientes, misture e sirva.

**Nutrição:** calorias 258, gordura 12,4, fibra 6, carboidratos 6,7, proteína 13,3

# Mistura de bacalhau com parmesão

Tempo de preparo: 10 minutos
Tempo de cozimento: 20 minutos
Porções: 4

Ingredientes:
- 4 filés de bacalhau desossados
- ½ xícara de queijo parmesão desnatado ralado
- 3 dentes de alho picados
- 1 colher de sopa de azeite
- 1 colher de sopa de suco de limão
- ½ xícara de cebola verde picada

Instruções:
1. Aqueça uma panela com o azeite em fogo médio, acrescente o alho e a cebolinha, misture e refogue por 5 minutos.
2. Adicione o peixe e cozinhe por 4 minutos de cada lado.
3. Adicione o suco de limão, polvilhe o parmesão por cima, cozinhe tudo por mais 2 minutos, divida entre os pratos e sirva.

**Nutrição:** calorias 275, gordura 22,1, fibra 5, carboidratos 18,2, proteína 12

# Mix de tilápia e cebola roxa

**Tempo de preparo:** 10 minutos
**Tempo de cozimento:** 15 minutos
**Porções:** 4

**Ingredientes:**
- 4 filés de tilápia, desossados
- 2 colheres de sopa de azeite
- 1 colher de sopa de suco de limão
- 2 colheres de chá de raspas de limão raladas
- 2 cebolas roxas picadas grosseiramente
- 3 colheres de sopa de cebolinha picada

**Instruções:**
1. Aqueça uma panela com o azeite em fogo médio, acrescente a cebola, as raspas de limão e o suco de limão, misture e refogue por 5 minutos.
2. Adicione o peixe e a cebolinha, cozinhe por 5 minutos de cada lado, divida pelos pratos e sirva.

**Nutrição:** calorias 254, gordura 18,2, fibra 5,4, carboidratos 11,7, proteína 4,5

# Salada de Truta

**Tempo de preparo:** 6 minutos
**Tempo de cozimento:** 0 minutos
**Porções:** 4

**Ingredientes:**
- 4 onças de truta defumada, sem pele, desossada e em cubos
- 1 colher de sopa de suco de limão
- 1/3 xícara de iogurte desnatado
- 2 abacates, descascados, sem caroço e em cubos
- 3 colheres de sopa de cebolinha picada
- Pimenta preta a gosto
- 1 colher de sopa de azeite

**Instruções:**
1. Em uma tigela, misture a truta com o abacate e os demais ingredientes, misture e sirva.

**Nutrição:** calorias 244, gordura 9,45, fibra 5,6, carboidratos 8,5, proteína 15

# Truta Balsâmica

Tempo de preparo: 5 minutos
Tempo de cozimento: 15 minutos
Porções: 4

**Ingredientes:**
- 3 colheres de sopa de vinagre balsâmico
- 2 colheres de sopa de azeite
- 4 filés de truta, desossados
- 3 colheres de sopa de salsa picada
- 2 dentes de alho picados

**Instruções:**
1. Aqueça uma panela com o azeite em fogo médio, acrescente a truta e cozinhe por 6 minutos de cada lado.
2. Adicione o restante dos ingredientes, cozinhe por mais 3 minutos, divida entre os pratos e sirva com salada.

**Nutrição:** calorias 314, gordura 14,3, fibra 8,2, carboidratos 14,8, proteína 11,2

# Salsa Salmão

**Tempo de preparo: 5 minutos**
**Tempo de cozimento: 12 minutos**
**Porções: 4**

**Ingredientes:**
- 2 cebolinhas picadas
- 2 colheres de chá de suco de limão
- 1 colher de sopa de cebolinha picada
- 1 colher de sopa de azeite
- 4 filés de salmão, desossados
- Pimenta preta a gosto
- 2 colheres de sopa de salsa picada

**Instruções:**
1. Aqueça uma panela com o azeite em fogo médio, acrescente a cebolinha, mexa e refogue por 2 minutos.
2. Adicione o salmão e os demais ingredientes, cozinhe por 5 minutos de cada lado, divida entre os pratos e sirva.

**Nutrição:** calorias 290, gordura 14,4, fibra 5,6, carboidratos 15,6, proteína 9,5

# Salada de Truta e Vegetais

Tempo de preparo: 5 minutos
Tempo de cozimento: 0 minutos
Porções: 4

**Ingredientes:**
- 2 colheres de sopa de azeite
- ½ xícara de azeitonas Kalamata, sem caroço e picadas
- Pimenta preta a gosto
- 1 quilo de truta defumada, desossada, sem pele e em cubos
- ½ colher de chá de raspas de limão raladas
- 1 colher de sopa de suco de limão
- 1 xícara de tomate cereja, cortado pela metade
- ½ cebola roxa fatiada
- 2 xícaras de rúcula bebê

**Instruções:**
1. Numa tigela, misture a truta defumada com as azeitonas, a pimenta-do-reino e os demais ingredientes, misture e sirva.

**Nutrição:** calorias 282, gordura 13,4, fibra 5,3, carboidratos 11,6, proteína 5,6

# Salmão Açafrão

Tempo de preparo: 10 minutos
Tempo de cozimento: 12 minutos
Porções: 4

**Ingredientes:**
- Pimenta preta a gosto
- ½ colher de chá de páprica doce
- 4 filés de salmão, desossados
- 3 colheres de sopa de azeite
- 1 cebola amarela picada
- 2 dentes de alho picados
- ¼ colher de chá de açafrão em pó

**Instruções:**
1. Aqueça uma panela com o azeite em fogo médio-alto, acrescente a cebola e o alho, misture e refogue por 2 minutos.
2. Adicione o salmão e os demais ingredientes, cozinhe por 5 minutos de cada lado, divida entre os pratos e sirva.

**Nutrição:** calorias 339, gordura 21,6, fibra 0,7, carboidratos 3,2, proteína 35

# Salada de Camarão e Melancia

**Tempo de preparo:** 10 minutos
**Tempo de cozimento:** 0 minutos
**Porções:** 4

**Ingredientes:**
- ¼ xícara de manjericão picado
- 2 xícaras de melancia, descascada e cortada em cubos
- 2 colheres de sopa de vinagre balsâmico
- 2 colheres de sopa de azeite
- 1 quilo de camarão, descascado, limpo e cozido
- Pimenta preta a gosto
- 1 colher de sopa de salsa picada

**Instruções:**
1. Em uma tigela, misture o camarão com a melancia e os demais ingredientes, misture e sirva.

**Nutrição:** calorias 220, gordura 9, fibra 0,4, carboidratos 7,6, proteína 26,4

# Salada de Camarão com Orégano e Quinoa

**Tempo de preparo:** 5 minutos
**Tempo de cozimento:** 8 minutos
**Porções:** 4

**Ingredientes:**
- 1 quilo de camarão, descascado e limpo
- 1 xícara de quinoa cozida
- Pimenta preta a gosto
- 1 colher de sopa de azeite
- 1 colher de sopa de orégano picado
- 1 cebola roxa picada
- Suco de 1 limão

**Instruções:**
1. Aqueça uma panela com o azeite em fogo médio-alto, acrescente a cebola, mexa e refogue por 2 minutos.
2. Adicione o camarão, misture e cozinhe por 5 minutos.
3. Adicione o restante dos ingredientes, misture, divida tudo em tigelas e sirva.

**Nutrição:** calorias 336, gordura 8,2, fibra 4,1, carboidratos 32,3, proteína 32,3

# Salada de Caranguejo

**Tempo de preparo:** 10 minutos
**Tempo de cozimento:** 0 minutos
**Porções:** 4

**Ingredientes:**
- 1 colher de sopa de azeite
- 2 xícaras de carne de caranguejo
- Pimenta preta a gosto
- 1 xícara de tomate cereja, cortado pela metade
- 1 chalota picada
- 1 colher de sopa de suco de limão
- 1/3 xícara de coentro picado

**Instruções:**
1. Em uma tigela, misture o caranguejo com o tomate e os demais ingredientes, misture e sirva.

**Nutrição:** calorias 54, gordura 3,9, fibra 0,6, carboidratos 2,6, proteína 2,3

# Vieiras Balsâmicas

**Tempo de preparo:** 4 minutos
**Tempo de cozimento:** 6 minutos
**Porções:** 4

**Ingredientes:**
- 12 onças de vieiras
- 2 colheres de sopa de azeite
- 2 dentes de alho picados
- 1 colher de sopa de vinagre balsâmico
- 1 xícara de cebolinha fatiada
- 2 colheres de sopa de coentro picado

**Instruções:**
1. Aqueça uma panela com o azeite em fogo médio, acrescente a cebolinha e o alho e refogue por 2 minutos.
2. Adicione as vieiras e os demais ingredientes, cozinhe por 2 minutos de cada lado, divida em pratos e sirva.

**Nutrição:** calorias 146, gordura 7,7, fibra 0,7, carboidratos 4,4, proteína 14,8

# Mistura cremosa de linguado

**Tempo de preparo:** 10 minutos
**Tempo de cozimento:** 20 minutos
**Porções:** 4

**Ingredientes:**
- 2 colheres de sopa de azeite
- 1 cebola roxa picada
- Pimenta preta a gosto
- ½ xícara de caldo de vegetais com baixo teor de sódio
- 4 filés de linguado, desossados
- ½ xícara de creme de coco
- 1 colher de sopa de endro picado

**Instruções:**
1. Aqueça uma panela com o azeite em fogo médio, acrescente a cebola, mexa e refogue por 5 minutos.
2. Adicione o peixe e cozinhe por 4 minutos de cada lado.
3. Adicione o restante dos ingredientes, cozinhe por mais 7 minutos, divida entre os pratos e sirva.

**Nutrição:** calorias 232, gordura 12,3, fibra 4, carboidratos 8,7, proteína 12

# Mistura Picante de Salmão e Manga

Tempo de preparo: 5 minutos
Tempo de cozimento: 0 minutos
Porções: 4

**Ingredientes:**
- 1 quilo de salmão defumado, desossado, sem pele e em flocos
- Pimenta preta a gosto
- 1 cebola roxa picada
- 1 manga descascada, sem sementes e picada
- 2 pimentas jalapeño picadas
- ¼ xícara de salsa picada
- 3 colheres de sopa de suco de limão
- 1 colher de sopa de azeite

**Instruções:**
2. Em uma tigela, misture o salmão com a pimenta-do-reino e os demais ingredientes, misture e sirva.

**Nutrição:** calorias 323, gordura 14,2, fibra 4, carboidratos 8,5, proteína 20,4

# Mistura de camarão com endro

**Tempo de preparo:** 5 minutos
**Tempo de cozimento:** 0 minutos
**Porções:** 4

**Ingredientes:**
- 2 colheres de chá de suco de limão
- 1 colher de sopa de azeite
- 1 colher de sopa de endro picado
- 1 quilo de camarão, cozido, descascado e limpo
- Pimenta preta a gosto
- 1 xícara de rabanetes em cubos

**Instruções:**
1. Em uma tigela, misture o camarão com o suco de limão e os demais ingredientes, misture e sirva.

**Nutrição:** calorias 292, gordura 13, fibra 4,4, carboidratos 8, proteína 16,4

# Patê de Salmão

**Tempo de preparo:** 4 minutos
**Tempo de cozimento:** 0 minutos
**Porções:** 6

**Ingredientes:**
- 6 onças de salmão defumado, desossado, sem pele e ralado
- 2 colheres de sopa de iogurte desnatado
- 3 colheres de chá de suco de limão
- 2 cebolinhas picadas
- 8 onças de cream cheese com baixo teor de gordura
- ¼ xícara de coentro picado

**Instruções:**
1. Em uma tigela, misture o salmão com o iogurte e os demais ingredientes, bata e sirva frio.

**Nutrição:** calorias 272, gordura 15,2, fibra 4,3, carboidratos 16,8, proteína 9,9

# Camarão com Alcachofras

Tempo de preparo: 4 minutos
Tempo de cozimento: 8 minutos
Porções: 4

**Ingredientes:**
- 2 cebolas verdes picadas
- 1 xícara de alcachofras enlatadas, sem adição de sal, escorridas e cortadas em quartos
- 2 colheres de sopa de coentro picado
- 1 quilo de camarão, descascado e limpo
- 1 xícara de tomate cereja em cubos
- 1 colher de sopa de azeite
- 1 colher de sopa de vinagre balsâmico
- Uma pitada de sal e pimenta preta

**Instruções:**
1. Aqueça uma panela com o azeite em fogo médio, acrescente a cebola e as alcachofras, misture e cozinhe por 2 minutos.
2. Adicione o camarão, misture e cozinhe em fogo médio por 6 minutos.
3. Divida tudo em tigelas e sirva.

**Nutrição:** calorias 260, gordura 8,23, fibra 3,8, carboidratos 14,3, proteína 12,4

# Camarão com Molho de Limão

Tempo de preparo: 5 minutos
Tempo de cozimento: 8 minutos
Porções: 4

**Ingredientes:**
- 1 quilo de camarão, descascado e limpo
- 2 colheres de sopa de azeite
- Raspas de 1 limão ralado
- Suco de ½ limão
- 1 colher de sopa de cebolinha picada

**Instruções:**
1. Aqueça uma panela com o azeite em fogo médio-alto, acrescente as raspas de limão, o suco de limão e o coentro, misture e cozinhe por 2 minutos.
2. Adicione o camarão, cozinhe tudo por mais 6 minutos, divida entre os pratos e sirva.

**Nutrição:** calorias 195, gordura 8,9, fibra 0, carboidratos 1,8, proteína 25,9

# Mix de Atum e Laranja

**Tempo de preparo:** 5 minutos
**Tempo de cozimento:** 12 minutos
**Porções:** 4

**Ingredientes:**
- 4 filés de atum, desossados
- Pimenta preta a gosto
- 2 colheres de sopa de azeite
- 2 chalotas picadas
- 3 colheres de sopa de suco de laranja
- 1 laranja descascada e cortada em gomos
- 1 colher de sopa de orégano picado

**Instruções:**
1. Aqueça uma panela com o azeite em fogo médio-alto, acrescente as cebolas, mexa e refogue por 2 minutos.
2. Adicione o atum e os demais ingredientes, cozinhe tudo por mais 10 minutos, divida entre os pratos e sirva.

**Nutrição:** calorias 457, gordura 38,2, fibra 1,6, carboidratos 8,2, proteína 21,8

# Caril de Salmão

**Tempo de preparo:** 10 minutos
**Tempo de cozimento:** 20 minutos
**Porções:** 4

**Ingredientes:**
- 1 quilo de filé de salmão, desossado e em cubos
- 3 colheres de sopa de pasta de curry vermelho
- 1 cebola roxa picada
- 1 colher de chá de páprica doce
- 1 xícara de creme de coco
- 1 colher de sopa de azeite
- Pimenta preta a gosto
- ½ xícara de caldo de galinha com baixo teor de sódio
- 3 colheres de sopa de manjericão picado

**Instruções:**
1. Aqueça uma panela com o azeite em fogo médio-alto, acrescente a cebola, o colorau e a pasta de curry, misture e cozinhe por 5 minutos.
2. Adicione o salmão e os demais ingredientes, misture delicadamente, cozinhe em fogo médio por 15 minutos, divida em tigelas e sirva.

**Nutrição:** calorias 377, gordura 28,3, fibra 2,1, carboidratos 8,5, proteína 23,9

# Mistura de Salmão e Cenoura

**Tempo de preparo:** 10 minutos
**Tempo de cozimento:** 15 minutos
**Porções:** 4

**Ingredientes:**
- 4 filés de salmão, desossados
- 1 cebola roxa picada
- 2 cenouras fatiadas
- 2 colheres de sopa de azeite
- 2 colheres de sopa de vinagre balsâmico
- Pimenta preta a gosto
- 2 colheres de sopa de cebolinha picada
- ¼ xícara de caldo de vegetais com baixo teor de sódio

**Instruções:**
1. Aqueça uma panela com o azeite em fogo médio, acrescente a cebola e a cenoura, misture e refogue por 5 minutos.
2. Adicione o salmão e os demais ingredientes, cozinhe tudo por mais 10 minutos, divida entre os pratos e sirva.

**Nutrição:** calorias 322, gordura 18, fibra 1,4, carboidratos 6, proteína 35,2

# Mistura de Camarão e Pinhão

**Tempo de preparo:** 10 minutos
**Tempo de cozimento:** 10 minutos
**Porções:** 4

**Ingredientes:**
- 1 quilo de camarão, descascado e limpo
- 2 colheres de sopa de pinhões
- 1 colher de sopa de suco de limão
- 2 colheres de sopa de azeite
- 3 dentes de alho picados
- Pimenta preta a gosto
- 1 colher de sopa de tomilho picado
- 2 colheres de sopa de cebolinha picada

**Instruções:**
1. Aqueça uma panela com o azeite em fogo médio-alto, acrescente o alho, o tomilho, os pinhões e o suco de limão, misture e cozinhe por 3 minutos.
2. Adicione o camarão, a pimenta-do-reino e a cebolinha, misture, cozinhe por mais 7 minutos, divida entre os pratos e sirva.

**Nutrição:** calorias 290, gordura 13, fibra 4,5, carboidratos 13,9, proteína 10

# Bacalhau com pimenta e feijão verde

**Tempo de preparo:** 10 minutos
**Tempo de cozimento:** 14 minutos
**Porções:** 4

**Ingredientes:**

- 4 filés de bacalhau desossados
- ½ libra de feijão verde, aparado e cortado ao meio
- 1 colher de sopa de suco de limão
- 1 colher de sopa de raspas de limão ralada
- 1 cebola amarela picada
- 2 colheres de sopa de azeite
- 1 colher de chá de cominho moído
- 1 colher de chá de pimenta em pó
- ½ xícara de caldo de vegetais com baixo teor de sódio
- Uma pitada de sal e pimenta preta

**Instruções:**

1. Aqueça uma panela com o azeite em fogo médio-alto, acrescente a cebola, misture e cozinhe por 2 minutos.
2. Adicione o peixe e cozinhe por 3 minutos de cada lado.
3. Adicione o feijão verde e o restante dos ingredientes, misture delicadamente, cozinhe por mais 7 minutos, divida em pratos e sirva.

**Nutrição:** calorias 220, gordura 13, carboidratos 14,3, fibra 2,3, proteína 12

# Vieiras de alho

Tempo de preparo: 5 minutos
Tempo de cozimento: 8 minutos
Porções: 4

**Ingredientes:**
- 12 vieiras
- 1 cebola roxa fatiada
- 2 colheres de sopa de azeite
- ½ colher de chá de alho picado
- 2 colheres de sopa de suco de limão
- Pimenta preta a gosto
- 1 colher de chá de vinagre balsâmico

**Instruções:**
1. Aqueça uma panela com o azeite em fogo médio, acrescente a cebola e o alho e refogue por 2 minutos.
2. Adicione as vieiras e os demais ingredientes, cozinhe em fogo médio por mais 6 minutos, divida entre os pratos e sirva quente.

**Nutrição:** calorias 259, gordura 8, fibra 3, carboidratos 5,7, proteína 7

# Mistura cremosa de robalo

**Tempo de preparo:** 10 minutos
**Tempo de cozimento:** 14 minutos
**Porções:** 4

**Ingredientes:**
- 4 filés de robalo, desossados
- 1 xícara de creme de coco
- 1 cebola amarela picada
- 1 colher de sopa de suco de limão
- 2 colheres de sopa de óleo de abacate
- 1 colher de sopa de salsa picada
- Uma pitada de pimenta preta

**Instruções:**
1. Aqueça uma panela com o azeite em fogo médio, acrescente a cebola, misture e refogue por 2 minutos.
2. Adicione o peixe e cozinhe por 4 minutos de cada lado.
3. Adicione o restante dos ingredientes, cozinhe tudo por mais 4 minutos, divida entre os pratos e sirva.

**Nutrição:** calorias 283, gordura 12,3, fibra 5, carboidratos 12,5, proteína 8

# Mistura de Robalo e Cogumelos

**Tempo de preparo:** 10 minutos
**Tempo de cozimento:** 13 minutos
**Porções:** 4

**Ingredientes:**
- 4 filés de robalo, desossados
- 2 colheres de sopa de azeite
- Pimenta preta a gosto
- ½ xícara de cogumelos brancos, fatiados
- 1 cebola roxa picada
- 2 colheres de sopa de vinagre balsâmico
- 3 colheres de sopa de coentro picado

**Instruções:**
1. Aqueça uma panela com o azeite em fogo médio-alto, acrescente a cebola e os cogumelos, mexa e cozinhe por 5 minutos.
2. Adicione o peixe e os demais ingredientes, cozinhe por 4 minutos de cada lado, divida tudo pelos pratos e sirva.

**Nutrição:** calorias 280, gordura 12,3, fibra 8, carboidratos 13,6, proteína 14,3

# Sopa de Salmão

**Tempo de preparo:** 5 minutos
**Tempo de cozimento:** 20 minutos
**Porções:** 4

**Ingredientes:**
- 1 quilo de filés de salmão, desossados, sem pele e em cubos
- 1 xícara de cebola amarela picada
- 2 colheres de sopa de azeite
- Pimenta preta a gosto
- 2 xícaras de caldo de vegetais com baixo teor de sódio
- 1 e ½ xícara de tomate picado
- 1 colher de sopa de manjericão picado

**Instruções:**
1. Aqueça uma panela com o azeite em fogo médio, acrescente a cebola, mexa e refogue por 5 minutos.
2. Adicione o salmão e os demais ingredientes, leve para ferver e cozinhe em fogo médio por 15 minutos.
3. Divida a sopa em tigelas e sirva.

**Nutrição:** calorias 250, gordura 12,2, fibra 5, carboidratos 8,5, proteína 7

# Camarão Noz-moscada

**Tempo de preparo:** 3 minutos
**Tempo de cozimento:** 6 minutos
**Porções:** 4

**Ingredientes:**
- 1 quilo de camarão, descascado e limpo
- 2 colheres de sopa de azeite
- 1 colher de sopa de suco de limão
- 1 colher de sopa de noz-moscada moída
- Pimenta preta a gosto
- 1 colher de sopa de coentro picado

**Instruções:**
1. Aqueça uma panela com o azeite em fogo médio, acrescente o camarão, o suco de limão e os demais ingredientes, misture, cozinhe por 6 minutos, divida em tigelas e sirva.

**Nutrição:** calorias 205, gordura 9,6, fibra 0,4, carboidratos 2,7, proteína 26

# Mistura de Camarão e Bagas

Tempo de preparo: 4 minutos
Tempo de cozimento: 6 minutos
Porções: 4

**Ingredientes:**
- 1 quilo de camarão, descascado e limpo
- ½ xícara de tomate em cubos
- 2 colheres de sopa de azeite
- 1 colher de sopa de vinagre balsâmico
- ½ xícara de morangos picados
- Pimenta preta a gosto

**Instruções:**
1. Aqueça uma panela com o azeite em fogo médio, acrescente o camarão, misture e cozinhe por 3 minutos.
2. Adicione o restante dos ingredientes, misture, cozinhe por mais 3-4 minutos, divida em tigelas e sirva.

**Nutrição:** calorias 205, gordura 9, fibra 0,6, carboidratos 4, proteína 26,2

# Truta Assada com Limão

**Tempo de preparo:** 10 minutos
**Tempo de cozimento:** 30 minutos
**Porções:** 4

**Ingredientes:**
- 4 trutas
- 1 colher de sopa de raspas de limão raladas
- 2 colheres de sopa de azeite
- 2 colheres de sopa de suco de limão
- Uma pitada de pimenta preta
- 2 colheres de sopa de coentro picado

**Instruções:**
1. Numa assadeira, misture o peixe com as raspas de limão e os demais ingredientes e esfregue.
2. Asse a 370 graus F por 30 minutos, divida entre os pratos e sirva.

**Nutrição:** calorias 264, gordura 12,3, fibra 5, carboidratos 7, proteína 11

# Cebolinhas Vieiras

Tempo de preparo: 3 minutos
Tempo de cozimento: 4 minutos
Porções: 4

**Ingredientes:**
- 12 vieiras
- 2 colheres de sopa de azeite
- Pimenta preta a gosto
- 2 colheres de sopa de cebolinha picada
- 1 colher de sopa de páprica doce

**Instruções:**
1. Aqueça uma panela com o azeite em fogo médio, acrescente as vieiras, o colorau e os demais ingredientes e cozinhe por 2 minutos de cada lado.
2. Divida entre os pratos e sirva com salada.

**Nutrição:** calorias 215, gordura 6, fibra 5, carboidratos 4,5, proteína 11

# Almôndegas de Atum

**Tempo de preparo:** 10 minutos
**Tempo de cozimento:** 30 minutos
**Porções:** 4

**Ingredientes:**
- 2 colheres de sopa de azeite
- 1 quilo de atum, sem pele, desossado e picado
- 1 cebola amarela picada
- ¼ xícara de cebolinha picada
- 1 ovo batido
- 1 colher de sopa de farinha de coco
- Uma pitada de sal e pimenta preta

**Instruções:**
1. Numa tigela, misture o atum com a cebola e os demais ingredientes exceto o azeite, mexa bem e forme almôndegas médias com essa mistura.
2. Disponha as almôndegas em uma assadeira, unte-as com o azeite, leve ao forno a 350 graus F, cozinhe por 30 minutos, divida em pratos e sirva.

**Nutrição:** calorias 291, gordura 14,3, fibra 5, carboidratos 12,4, proteína 11

# Panela de Salmão

**Tempo de preparo:** 10 minutos
**Tempo de cozimento:** 12 minutos
**Porções:** 4

**Ingredientes:**
- 4 filés de salmão, desossados e cortados em cubos grosseiros
- 2 colheres de sopa de azeite
- 1 pimentão vermelho cortado em tiras
- 1 abobrinha em cubos grosseiros
- 1 berinjela em cubos grosseiros
- 1 colher de sopa de suco de limão
- 1 colher de sopa de endro picado
- ¼ xícara de caldo de vegetais com baixo teor de sódio
- 1 colher de chá de alho em pó
- Uma pitada de pimenta preta

**Instruções:**
1. Aqueça uma panela com azeite em fogo médio-alto, acrescente o pimentão, a abobrinha e a berinjela, misture e refogue por 3 minutos.
2. Adicione o salmão e os demais ingredientes, misture delicadamente, cozinhe tudo por mais 9 minutos, divida entre os pratos e sirva.

**Nutrição:** calorias 348, gordura 18,4, fibra 5,3, carboidratos 11,9, proteína 36,9

# Mistura de Bacalhau com Mostarda

**Tempo de preparo:** 10 minutos
**Tempo de cozimento:** 25 minutos
**Porções:** 4

**Ingredientes:**
- 4 filés de bacalhau sem pele e sem espinhas
- Uma pitada de pimenta preta
- 1 colher de chá de gengibre ralado
- 1 colher de sopa de mostarda
- 2 colheres de sopa de azeite
- 1 colher de chá de tomilho seco
- ¼ colher de chá de cominho moído
- 1 colher de chá de açafrão em pó
- ¼ xícara de coentro picado
- 1 xícara de caldo de vegetais com baixo teor de sódio
- 3 dentes de alho picados

**Instruções:**
1. Em uma assadeira, misture o bacalhau com a pimenta-do-reino, o gengibre e os demais ingredientes, misture delicadamente e leve ao forno a 380 graus F por 25 minutos.
2. Divida a mistura entre os pratos e sirva.

**Nutrição:** calorias 176, gordura 9, fibra 1, carboidratos 3,7, proteína 21,2

# Mistura de Camarão e Espargos

**Tempo de preparo:** 10 minutos
**Tempo de cozimento:** 14 minutos
**Porções:** 4

**Ingredientes:**
- 1 cacho de aspargos cortado pela metade
- 1 quilo de camarão, descascado e limpo
- Pimenta preta a gosto
- 2 colheres de sopa de azeite
- 1 cebola roxa picada
- 2 dentes de alho picados
- 1 xícara de creme de coco

**Instruções:**
1. Aqueça uma panela com o azeite em fogo médio, acrescente a cebola, o alho e os aspargos, misture e cozinhe por 4 minutos.
2. Adicione o camarão e os demais ingredientes, misture, cozinhe em fogo médio por 10 minutos, divida tudo em tigelas e sirva.

**Nutrição:** calorias 225, gordura 6, fibra 3,4, carboidratos 8,6, proteína 8

# Bacalhau e Ervilhas

**Tempo de preparo:** 10 minutos
**Tempo de cozimento:** 20 minutos
**Porções:** 4

**Ingredientes:**
- 1 cebola amarela picada
- 2 colheres de sopa de azeite
- ½ xícara de caldo de galinha com baixo teor de sódio
- 4 filés de bacalhau, desossados e sem pele
- Pimenta preta a gosto
- 1 xícara de ervilhas

**Instruções:**
1. Aqueça uma panela com o azeite em fogo médio, acrescente a cebola, mexa e refogue por 4 minutos.
2. Adicione o peixe e cozinhe por 3 minutos de cada lado.
3. Adicione as ervilhas e os demais ingredientes, cozinhe tudo por mais 10 minutos, divida em pratos e sirva.

**Nutrição:** calorias 240, gordura 8,4, fibra 2,7, carboidratos 7,6, proteína 14

# Tigelas de Camarão e Mexilhões

**Tempo de preparo:** 5 minutos
**Tempo de cozimento:** 12 minutos
**Porções:** 4

**Ingredientes:**
- 1 libra de mexilhões, esfregados
- ½ xícara de caldo de galinha com baixo teor de sódio
- 1 quilo de camarão, descascado e limpo
- 2 chalotas picadas
- 1 xícara de tomate cereja em cubos
- 2 dentes de alho picados
- 1 colher de sopa de azeite
- Suco de 1 limão

**Instruções:**
1. Aqueça uma panela com o azeite em fogo médio, acrescente a cebolinha e o alho e refogue por 2 minutos.
2. Adicione os camarões, os mexilhões e os demais ingredientes, cozinhe tudo em fogo médio por 10 minutos, divida em tigelas e sirva.

**Nutrição:** calorias 240, gordura 4,9, fibra 2,4, carboidratos 11,6, proteína 8

# Receitas de sobremesas Dash Diet

# Creme de Menta

**Tempo de preparação:** 2 horas e 4 minutos

**Tempo de cozimento: 0 minutos**
**Porções: 4**

**Ingredientes:**
- 4 xícaras de iogurte desnatado
- 1 xícara de creme de coco
- 3 colheres de sopa de estévia
- 2 colheres de chá de raspas de limão raladas
- 1 colher de sopa de hortelã picada

**Instruções:**
1. No liquidificador, misture o creme de leite com o iogurte e os demais ingredientes, bata bem, divida em xícaras e leve à geladeira por 2 horas antes de servir.

**Nutrição:** calorias 512, gordura 14,3, fibra 1,5, carboidratos 83,6, proteína 12,1

# Pudim de Framboesa

**Tempo de preparo:** 10 minutos
**Tempo de cozimento:** 24 minutos
**Porções:** 4

**Ingredientes:**
- 1 xícara de framboesas
- 2 colheres de chá de açúcar de coco
- 3 ovos batidos
- 1 colher de sopa de óleo de abacate
- ½ xícara de leite de amêndoa
- ½ xícara de farinha de coco
- ¼ xícara de iogurte desnatado

**Instruções:**
1. Em uma tigela, misture as framboesas com o açúcar e os demais ingredientes, exceto o spray de cozinha, e bata bem.
2. Unte uma forma de pudim com spray de cozinha, acrescente a mistura de framboesas, espalhe, leve ao forno a 400 graus F por 24 minutos, divida entre pratos de sobremesa e sirva.

**Nutrição:** calorias 215, gordura 11,3, fibra 3,4, carboidratos 21,3, proteína 6,7

# Barras de Amêndoa

**Tempo de preparo:** 10 minutos
**Tempo de cozimento:** 30 minutos
**Porções:** 4

**Ingredientes:**
- 1 xícara de amêndoas esmagadas
- 2 ovos batidos
- ½ xícara de leite de amêndoa
- 1 colher de chá de extrato de baunilha
- 2/3 xícara de açúcar de coco
- 2 xícaras de farinha integral
- 1 colher de chá de fermento em pó
- Spray para cozinhar

**Instruções:**
1. Numa tigela, misture as amêndoas com os ovos e os demais ingredientes, exceto o spray de cozinha, e mexa bem.
2. Despeje em uma forma quadrada untada com spray de cozinha, espalhe bem, leve ao forno por 30 minutos, deixe esfriar, corte em barras e sirva.

**Nutrição:** calorias 463, gordura 22,5, fibra 11, carboidratos 54,4, proteína 16,9

# Mistura de pêssegos assados

**Tempo de preparo:** 10 minutos
**Tempo de cozimento:** 30 minutos
**Porções:** 4

**Ingredientes:**
- 4 pêssegos, caroços removidos e cortados ao meio
- 1 colher de sopa de açúcar de coco
- 1 colher de chá de extrato de baunilha
- ¼ colher de chá de canela em pó
- 1 colher de sopa de óleo de abacate

**Instruções:**
1. Em uma assadeira, misture os pêssegos com o açúcar e os demais ingredientes, leve ao forno a 375 graus F por 30 minutos, deixe esfriar e sirva.

**Nutrição:** calorias 91, gordura 0,8, fibra 2,5, carboidratos 19,2, proteína 1,7

# Bolo De Nozes

**Tempo de preparo:** 10 minutos
**Tempo de cozimento:** 25 minutos
**Porções:** 8

**Ingredientes:**
- 3 xícaras de farinha de amêndoa
- 1 xícara de açúcar de coco
- 1 colher de sopa de extrato de baunilha
- ½ xícara de nozes picadas
- 2 colheres de chá de bicarbonato de sódio
- 2 xícaras de leite de coco
- ½ xícara de óleo de coco derretido

**Instruções:**
1. Numa tigela, misture a farinha de amêndoa com o açúcar e os demais ingredientes, bata bem, despeje em uma fôrma, espalhe, leve ao forno a 370 graus F, leve ao forno por 25 minutos.
2. Deixe o bolo esfriar, corte e sirva.

**Nutrição:** calorias 445, gordura 10, fibra 6,5, carboidratos 31,4, proteína 23,5

# Bolo de maçã

**Tempo de preparo:** 10 minutos
**Tempo de cozimento:** 30 minutos
**Porções:** 4

**Ingredientes:**
- 2 xícaras de farinha de amêndoa
- 1 colher de chá de bicarbonato de sódio
- 1 colher de chá de fermento em pó
- ½ colher de chá de canela em pó
- 2 colheres de sopa de açúcar de coco
- 1 xícara de leite de amêndoa
- 2 maçãs verdes, sem caroço, descascadas e picadas
- Spray para cozinhar

**Instruções:**
1. Em uma tigela, misture a farinha com o bicarbonato, as maçãs e os demais ingredientes, exceto o spray de cozinha, e bata bem.
2. Despeje em uma fôrma untada com spray de cozinha, espalhe bem, leve ao forno e leve ao forno a 360 graus F por 30 minutos.
3. Esfrie o bolo, corte e sirva.

**Nutrição:** calorias 332, gordura 22,4, fibra 9l,6, carboidratos 22,2, proteína 12,3

# Creme De Canela

**Tempo de preparo:** 2 horas
**Tempo de cozimento:** 10 minutos
**Porções:** 4

**Ingredientes:**
- 1 xícara de leite de amêndoa desnatado
- 1 xícara de creme de coco
- 2 xícaras de açúcar de coco
- 2 colheres de sopa de canela em pó
- 1 colher de chá de extrato de baunilha

**Instruções:**
1. Aqueça uma panela com o leite de amêndoa em fogo médio, acrescente o restante dos ingredientes, bata e cozinhe por mais 10 minutos.
2. Divida a mistura em tigelas, deixe esfriar e leve à geladeira por 2 horas antes de servir.

**Nutrição:** calorias 254, gordura 7,5, fibra 5, carboidratos 16,4, proteína 9,5

# Mistura Cremosa De Morangos

**Tempo de preparo:** 10 minutos
**Tempo de cozimento:** 0 minutos
**Porções:** 4

**Ingredientes:**
- 1 colher de chá de extrato de baunilha
- 2 xícaras de morangos picados
- 1 colher de chá de açúcar de coco
- 8 onças de iogurte desnatado

**Instruções:**
1. Em uma tigela, misture os morangos com a baunilha e os demais ingredientes, misture e sirva frio.

**Nutrição:** calorias 343, gordura 13,4, fibra 6, carboidratos 15,43, proteína 5,5

# Brownies de baunilha e noz-pecã

**Tempo de preparo:** 10 minutos
**Tempo de cozimento:** 25 minutos
**Porções:** 8

**Ingredientes:**
- 1 xícara de nozes picadas
- 3 colheres de sopa de açúcar de coco
- 2 colheres de sopa de cacau em pó
- 3 ovos batidos
- ¼ xícara de óleo de coco derretido
- ½ colher de chá de fermento em pó
- 2 colheres de chá de extrato de baunilha
- Spray para cozinhar

**Instruções:**
1. No processador de alimentos, misture as nozes com o açúcar de coco e os demais ingredientes, exceto o spray de cozinha, e pulse bem.
2. Unte uma forma quadrada com spray de cozinha, adicione a mistura de brownies, espalhe, leve ao forno, leve ao forno a 350 graus F por 25 minutos, deixe esfriar, fatie e sirva.

**Nutrição:** calorias 370, gordura 14,3, fibra 3, carboidratos 14,4, proteína 5,6

# Bolo De Morangos

**Tempo de preparo:** 10 minutos
**Tempo de cozimento:** 25 minutos
**Porções:** 6

**Ingredientes:**
- 2 xícaras de farinha de trigo integral
- 1 xícara de morangos picados
- ½ colher de chá de bicarbonato de sódio
- ½ xícara de açúcar de coco
- ¾ xícara de leite de coco
- ¼ xícara de óleo de coco derretido
- 2 ovos batidos
- 1 colher de chá de extrato de baunilha
- Spray para cozinhar

**Instruções:**
1. Em uma tigela, misture a farinha com os morangos e os demais ingredientes, exceto o spray de coque, e bata bem.
2. Unte uma forma de bolo com spray de cozinha, despeje a mistura para bolo, espalhe, leve ao forno a 350 graus F por 25 minutos, deixe esfriar, fatie e sirva.

**Nutrição:** calorias 465, gordura 22,1, fibra 4, carboidratos 18,3, proteína 13,4

# Pudim de Cacau

**Tempo de preparo:** 10 minutos
**Tempo de cozimento:** 10 minutos
**Porções:** 4

**Ingredientes:**
- 2 colheres de sopa de açúcar de coco
- 3 colheres de sopa de farinha de coco
- 2 colheres de sopa de cacau em pó
- 2 xícaras de leite de amêndoa
- 2 ovos batidos
- ½ colher de chá de extrato de baunilha

**Instruções:**
1. Numa panela coloque o leite, acrescente o cacau e os demais ingredientes, bata, cozinhe em fogo médio por 10 minutos, despeje em xícaras pequenas e sirva frio.

**Nutrição:** calorias 385, gordura 31,7, fibra 5,7, carboidratos 21,6, proteína 7,3

# Creme de Noz-moscada e Baunilha

**Tempo de preparo:** 10 minutos
**Tempo de cozimento:** 0 minutos
**Porções:** 6

**Ingredientes:**
- 3 xícaras de leite desnatado
- 1 colher de chá de noz-moscada moída
- 2 colheres de chá de extrato de baunilha
- 4 colheres de chá de açúcar de coco
- 1 xícara de nozes picadas

**Instruções:**
1. Numa tigela, misture o leite com a noz-moscada e os demais ingredientes, bata bem, divida em xícaras pequenas e sirva frio.

**Nutrição:** calorias 243, gordura 12,4, fibra 1,5, carboidratos 21,1, proteína 9,7

# Creme de Abacate

**Tempo de preparação:** 1 hora e 10 minutos

**Tempo de cozimento: 0 minutos**
**Porções: 4**

**Ingredientes:**
- 2 xícaras de creme de coco
- 2 abacates, descascados, sem caroço e amassados
- 2 colheres de sopa de açúcar de coco
- 1 colher de chá de extrato de baunilha

**Instruções:**
1. No liquidificador, misture o creme de leite com o abacate e os demais ingredientes, bata bem, divida em xícaras e leve à geladeira por 1 hora antes de servir.

**Nutrição:** calorias 532, gordura 48,2, fibra 9,4, carboidratos 24,9, proteína 5,2

# Creme de Framboesas

**Tempo de preparo:** 10 minutos
**Tempo de cozimento:** 25 minutos
**Porções:** 4

**Ingredientes:**
- 2 colheres de sopa de farinha de amêndoa
- 1 xícara de creme de coco
- 3 xícaras de framboesas
- 1 xícara de açúcar de coco
- 8 onças de cream cheese com baixo teor de gordura

**Instruções:**
1. Em uma tigela, a farinha com o creme de leite e os demais ingredientes, bata, transfira para uma panela redonda, cozinhe a 360 graus por 25 minutos, divida em tigelas e sirva.

**Nutrição:** calorias 429, gordura 36,3, fibra 7,7, carboidratos 21,3, proteína 7,8

# Salada de Melancia

Tempo de preparo: 4 minutos
Tempo de cozimento: 0 minutos
Porções: 4

**Ingredientes:**
- 1 xícara de melancia, descascada e cortada em cubos
- 2 maçãs, sem caroço e em cubos
- 1 colher de sopa de creme de coco
- 2 bananas cortadas em pedaços

**Instruções:**
1. Em uma tigela, misture a melancia com as maçãs e os demais ingredientes, misture e sirva.

**Nutrição:** calorias 131, gordura 1,3, fibra 4,5, carboidratos 31,9, proteína 1,3

# Mistura de peras de coco

**Tempo de preparo:** 10 minutos
**Tempo de cozimento:** 10 minutos
**Porções:** 4

**Ingredientes:**
- 2 colheres de chá de suco de limão
- ½ xícara de creme de coco
- ½ xícara de coco ralado
- 4 peras, sem caroço e em cubos
- 4 colheres de sopa de açúcar de coco

**Instruções:**
1. Numa panela, misture as peras com o suco de limão e os demais ingredientes, mexa, leve ao fogo médio e cozinhe por 10 minutos.
2. Divida em tigelas e sirva frio.

**Nutrição:** calorias 320, gordura 7,8, fibra 3, carboidratos 6,4, proteína 4,7

# Compota de Maçãs

**Tempo de preparo:** 10 minutos
**Tempo de cozimento:** 15 minutos
**Porções:** 4

**Ingredientes:**
- 5 colheres de sopa de açúcar de coco
- 2 xícaras de suco de laranja
- 4 maçãs, sem caroço e em cubos

**Instruções:**
1. Numa panela misture as maçãs com o açúcar e o suco de laranja, misture, leve para ferver em fogo médio, cozinhe por 15 minutos, divida em tigelas e sirva frio.

**Nutrição:** calorias 220, gordura 5,2, fibra 3, carboidratos 5,6, proteína 5,6

# Ensopado de Damascos

Tempo de preparo: 10 minutos
Tempo de cozimento: 15 minutos
Porções: 4

**Ingredientes:**
- 2 xícaras de damascos cortados ao meio
- 2 xícaras de água
- 2 colheres de sopa de açúcar de coco
- 2 colheres de sopa de suco de limão

**Instruções:**
1. Em uma panela, misture os damascos com a água e os demais ingredientes, misture, cozinhe em fogo médio por 15 minutos, divida em tigelas e sirva.

**Nutrição:** calorias 260, gordura 6,2, fibra 4,2, carboidratos 5,6, proteína 6

# Mistura de limão e melão

**Tempo de preparo:** 10 minutos
**Tempo de cozimento:** 10 minutos
**Porções:** 4

**Ingredientes:**
- 2 xícaras de melão, descascado e cortado em cubos grosseiros
- 4 colheres de sopa de açúcar de coco
- 2 colheres de chá de extrato de baunilha
- 2 colheres de chá de suco de limão

**Instruções:**
1. Em uma panela pequena, misture o melão com o açúcar e os demais ingredientes, misture, aqueça em fogo médio, cozinhe por cerca de 10 minutos, divida em tigelas e sirva frio.

**Nutrição:** calorias 140, gordura 4, fibra 3,4, carboidratos 6,7, proteína 5

# Creme Cremoso De Ruibarbo

Tempo de preparo: 10 minutos
Tempo de cozimento: 14 minutos
Porções: 4

**Ingredientes:**
- 1/3 xícara de cream cheese com baixo teor de gordura
- ½ xícara de creme de coco
- 2 libras de ruibarbo, picado grosseiramente
- 3 colheres de sopa de açúcar de coco

**Instruções:**
1. No liquidificador, misture o cream cheese com o creme de leite e os demais ingredientes e bata bem.
2. Divida em xícaras pequenas, leve ao forno e leve ao forno a 350 graus F por 14 minutos.
3. Sirva frio.

**Nutrição:** calorias 360, gordura 14,3, fibra 4,4, carboidratos 5,8, proteína 5,2

# Tigelas de abacaxi

**Tempo de preparo: 10 minutos**
**Tempo de cozimento: 0 minutos**
**Porções: 4**

**Ingredientes:**
- 3 xícaras de abacaxi, descascado e cortado em cubos
- 1 colher de chá de sementes de chia
- 1 xícara de creme de coco
- 1 colher de chá de extrato de baunilha
- 1 colher de sopa de hortelã picada

**Instruções:**
1. Em uma tigela, misture o abacaxi com o creme de leite e os demais ingredientes, misture, divida em tigelas menores e leve à geladeira por 10 minutos antes de servir.

**Nutrição:** calorias 238, gordura 16,6, fibra 5,6, carboidratos 22,8, proteína 3,3

# Ensopado de Mirtilo

**Tempo de preparo:** 10 minutos
**Tempo de cozimento:** 10 minutos
**Porções:** 4

**Ingredientes:**
- 2 colheres de sopa de suco de limão
- 1 xícara de água
- 3 colheres de sopa de açúcar de coco
- 12 onças de mirtilos

**Instruções:**
1. Numa panela, misture os mirtilos com o açúcar e os demais ingredientes, leve ao fogo brando e cozinhe em fogo médio por 10 minutos.
2. Divida em tigelas e sirva.

**Nutrição:** calorias 122, gordura 0,4, fibra 2,1, carboidratos 26,7, proteína 1,5

# Pudim de Limão

Tempo de preparo: 10 minutos
Tempo de cozimento: 15 minutos
Porções: 4

Ingredientes:
- 2 xícaras de creme de coco
- Suco de 1 limão
- Raspas de 1 limão ralado
- 3 colheres de sopa de óleo de coco derretido
- 1 ovo batido
- 1 colher de chá de fermento em pó

Instruções:
1. Numa tigela, misture o creme de leite com o suco de limão e os demais ingredientes e bata bem.
2. Divida em ramequins pequenos, leve ao forno e leve ao forno a 360 graus F por 15 minutos.
3. Sirva o pudim frio.

**Nutrição:** calorias 385, gordura 39,9, fibra 2,7, carboidratos 8,2, proteína 4,2

# Creme De Pêssego

**Tempo de preparo:** 10 minutos
**Tempo de cozimento:** 0 minutos
**Porções:** 4

**Ingredientes:**
- 3 xícaras de creme de coco
- 2 pêssegos, caroços removidos e picados
- 1 colher de chá de extrato de baunilha
- ½ xícara de amêndoas picadas

**Instruções:**
1. No liquidificador, misture o creme de leite e os demais ingredientes, bata bem, divida em tigelas pequenas e sirva frio.

**Nutrição:** calorias 261, gordura 13, fibra 5,6, carboidratos 7, proteína 5,4

# Mistura de ameixa e canela

**Tempo de preparo:** 10 minutos
**Tempo de cozimento:** 15 minutos
**Porções:** 4

**Ingredientes:**
- 1 libra de ameixas, caroços removidos e cortados pela metade
- 2 colheres de sopa de açúcar de coco
- ½ colher de chá de canela em pó
- 1 xícara de água

**Instruções:**
1. Numa panela, misture as ameixas com o açúcar e os demais ingredientes, leve ao fogo brando e cozinhe em fogo médio por 15 minutos.
2. Divida em tigelas e sirva frio.

**Nutrição:** calorias 142, gordura 4, fibra 2,4, carboidratos 14, proteína 7

## Maçãs Chia e Baunilha

**Tempo de preparo:** 10 minutos
**Tempo de cozimento:** 10 minutos
**Porções:** 4

**Ingredientes:**
- 2 xícaras de maçãs, sem caroço e cortadas em fatias
- 2 colheres de sopa de sementes de chia
- 1 colher de chá de extrato de baunilha
- 2 xícaras de suco de maçã naturalmente sem açúcar

**Instruções:**
1. Em uma panela pequena, misture as maçãs com as sementes de chia e os demais ingredientes, misture, leve ao fogo médio por 10 minutos, divida em tigelas e sirva frio.

**Nutrição:** calorias 172, gordura 5,6, fibra 3,5, carboidratos 10, proteína 4,4

# Pudim de Arroz e Peras

**Tempo de preparo:** 10 minutos
**Tempo de cozimento:** 25 minutos
**Porções:** 4

**Ingredientes:**
- 6 xícaras de água
- 1 xícara de açúcar de coco
- 2 xícaras de arroz preto
- 2 peras, sem caroço e em cubos
- 2 colheres de chá de canela em pó

**Instruções:**
1. Coloque a água em uma panela, aqueça em fogo médio-alto, acrescente o arroz, o açúcar e os demais ingredientes, mexa, leve para ferver, reduza o fogo para médio e cozinhe por 25 minutos.
2. Divida em tigelas e sirva frio.

**Nutrição:** calorias 290, gordura 13,4, fibra 4, carboidratos 13,20, proteína 6,7

# Ensopado de Ruibarbo

**Tempo de preparo:** 10 minutos
**Tempo de cozimento:** 15 minutos
**Porções:** 4

**Ingredientes:**
- 2 xícaras de ruibarbo picado grosseiramente
- 3 colheres de sopa de açúcar de coco
- 1 colher de chá de extrato de amêndoa
- 2 xícaras de água

**Instruções:**
1. Em uma panela, misture o ruibarbo com os demais ingredientes, misture, leve para ferver em fogo médio, cozinhe por 15 minutos, divida em tigelas e sirva frio.

**Nutrição:** calorias 142, gordura 4,1, fibra 4,2, carboidratos 7, proteína 4

# Creme de Ruibarbo

**Tempo de preparo:** 1 hora
**Tempo de cozimento:** 10 minutos
**Porções:** 4

**Ingredientes:**
- 2 xícaras de creme de coco
- 1 xícara de ruibarbo picado
- 3 ovos batidos
- 3 colheres de sopa de açúcar de coco
- 1 colher de sopa de suco de limão

**Instruções:**
1. Em uma panela pequena, misture o creme de leite com o ruibarbo e os demais ingredientes, bata bem, cozinhe em fogo médio por 10 minutos, bata no liquidificador de imersão, divida em tigelas e leve à geladeira por 1 hora antes de servir.

**Nutrição:** calorias 230, gordura 8,4, fibra 2,4, carboidratos 7,8, proteína 6

# Salada de Mirtilos

**Tempo de preparo:** 5 minutos
**Tempo de cozimento:** 0 minutos
**Porções:** 4

**Ingredientes:**
- 2 xícaras de mirtilos
- 3 colheres de sopa de hortelã picada
- 1 pêra, sem caroço e em cubos
- 1 maçã, caroço e cubos
- 1 colher de sopa de açúcar de coco

**Instruções:**
1. Em uma tigela, misture os mirtilos com a hortelã e os demais ingredientes, misture e sirva frio.

**Nutrição:** calorias 150, gordura 2,4, fibra 4, carboidratos 6,8, proteína 6

# Tâmaras e Creme de Banana

**Tempo de preparo:** 5 minutos
**Tempo de cozimento:** 0 minutos
**Porções:** 4

**Ingredientes:**
- 1 xícara de leite de amêndoa
- 1 banana descascada e fatiada
- 1 colher de chá de extrato de baunilha
- ½ xícara de creme de coco
- tâmaras, picadas

**Instruções:**
1. No liquidificador, misture as tâmaras com a banana e os demais ingredientes, bata bem, divida em copinhos e sirva frio.

**Nutrição:** calorias 271, gordura 21,6, fibra 3,8, carboidratos 21,2, proteína 2,7

# Muffins de ameixa

**Tempo de preparo:** 10 minutos
**Tempo de cozimento:** 25 minutos
**Porções:** 12

**Ingredientes:**
- 3 colheres de sopa de óleo de coco derretido
- ½ xícara de leite de amêndoa
- 4 ovos batidos
- 1 colher de chá de extrato de baunilha
- 1 xícara de farinha de amêndoa
- 2 colheres de chá de canela em pó
- ½ colher de chá de fermento em pó
- 1 xícara de ameixas, sem caroço e picadas

**Instruções:**
1. Em uma tigela, misture o óleo de coco com o leite de amêndoa e os demais ingredientes e bata bem.
2. Divida em uma forma de muffin, leve ao forno a 350 graus F e leve ao forno por 25 minutos.
3. Sirva os muffins frios.

**Nutrição:** calorias 270, gordura 3,4, fibra 4,4, carboidratos 12, proteína 5

# Tigelas de ameixas e passas

**Tempo de preparo:** 10 minutos
**Tempo de cozimento:** 20 minutos
**Porções:** 4

**Ingredientes:**
- ½ libra de ameixas, sem caroço e cortadas ao meio
- 2 colheres de sopa de açúcar de coco
- 4 colheres de sopa de passas
- 1 colher de chá de extrato de baunilha
- 1 xícara de creme de coco

**Instruções:**
1. Numa panela, misture as ameixas com o açúcar e os demais ingredientes, leve ao fogo brando e cozinhe em fogo médio por 20 minutos.
2. Divida em tigelas e sirva.

**Nutrição:** calorias 219, gordura 14,4, fibra 1,8, carboidratos 21,1, proteína 2,2

# Barras de sementes de girassol

**Tempo de preparo:** 10 minutos
**Tempo de cozimento:** 20 minutos
**Porções:** 6

**Ingredientes:**
- 1 xícara de farinha de coco
- ½ colher de chá de bicarbonato de sódio
- 1 colher de sopa de semente de linhaça
- 3 colheres de sopa de leite de amêndoa
- 1 xícara de sementes de girassol
- 2 colheres de sopa de óleo de coco derretido
- 1 colher de chá de extrato de baunilha

**Instruções:**
1. Em uma tigela, misture a farinha com o bicarbonato e os demais ingredientes, mexa muito bem, espalhe em uma assadeira, pressione bem, leve ao forno a 350 graus F por 20 minutos, deixe esfriar, corte em barras e sirva.

**Nutrição:** calorias 189, gordura 12,6, fibra 9,2, carboidratos 15,7, proteína 4,7

# Tigelas de amoras e castanhas de caju

**Tempo de preparo:** 10 minutos
**Tempo de cozimento:** 0 minutos
**Porções:** 4
**Ingredientes:**

- 1 xícara cajus
- 2 xícaras de amoras
- ¾ xícara de creme de coco
- 1 colher de chá de extrato de baunilha
- 1 colher de sopa de açúcar de coco

**Instruções:**

1. Numa tigela, misture as castanhas de caju com as frutas vermelhas e os demais ingredientes, misture, divida em tigelas pequenas e sirva.

**Nutrição:** calorias 230, gordura 4, fibra 3,4, carboidratos 12,3, proteína 8

# Tigelas de laranja e tangerinas

**Tempo de preparo:** 4 minutos
**Tempo de cozimento:** 8 minutos
**Porções:** 4

**Ingredientes:**
- 4 laranjas descascadas e cortadas em gomos
- 2 tangerinas descascadas e cortadas em gomos
- Suco de 1 limão
- 2 colheres de sopa de açúcar de coco
- 1 xícara de água

**Instruções:**
1. Numa panela, misture as laranjas com as tangerinas e os demais ingredientes, leve ao fogo brando e cozinhe em fogo médio por 8 minutos.
2. Divida em tigelas e sirva frio.

**Nutrição:** calorias 170, gordura 2,3, fibra 2,3, carboidratos 11, proteína 3,4

# Creme De Abóbora

**Tempo de preparo:** 2 horas
**Tempo de cozimento:** 0 minutos
**Porções:** 4

**Ingredientes:**
- 2 xícaras de creme de coco
- 1 xícara de purê de abóbora
- 14 onças de creme de coco
- 3 colheres de sopa de açúcar de coco

**Instruções:**
1. Numa tigela, misture o creme de leite com o purê de abóbora e os demais ingredientes, bata bem, divida em tigelas pequenas e leve à geladeira por 2 horas antes de servir.

**Nutrição:** calorias 350, gordura 12,3, fibra 3, carboidratos 11,7, proteína 6

# Mistura de figos e ruibarbo

**Tempo de preparo:** 6 minutos
**Tempo de cozimento:** 14 minutos
**Porções:** 4

**Ingredientes:**
- 2 colheres de sopa de óleo de coco derretido
- 1 xícara de ruibarbo picado grosseiramente
- 12 figos cortados pela metade
- ¼ xícara de açúcar de coco
- 1 xícara de água

**Instruções:**
1. Aqueça uma panela com o azeite em fogo médio, acrescente os figos e o restante dos ingredientes, misture, cozinhe por 14 minutos, divida em xícaras pequenas e sirva frio.

**Nutrição:** calorias 213, gordura 7,4, fibra 6,1, carboidratos 39, proteína 2,2

# Banana Temperada

**Tempo de preparo:** 4 minutos
**Tempo de cozimento:** 15 minutos
**Porções:** 4

**Ingredientes:**
- 4 bananas descascadas e cortadas ao meio
- 1 colher de chá de noz-moscada moída
- 1 colher de chá de canela em pó
- Suco de 1 limão
- 4 colheres de sopa de açúcar de coco

**Instruções:**
1. Disponha as bananas em uma assadeira, acrescente a noz-moscada e os demais ingredientes, leve ao forno a 350 graus F por 15 minutos.
2. Divida as bananas assadas entre os pratos e sirva.

**Nutrição:** calorias 206, gordura 0,6, fibra 3,2, carboidratos 47,1, proteína 2,4

# Batido de Cacau

**Tempo de preparo:** 5 minutos
**Tempo de cozimento:** 0 minutos
**Porções:** 2

**Ingredientes:**

- 2 colheres de chá de cacau em pó
- 1 abacate, sem caroço, descascado e amassado
- 1 xícara de leite de amêndoa
- 1 xícara de creme de coco

**Instruções:**

1. No liquidificador, misture o leite de amêndoa com o creme de leite e os demais ingredientes, bata bem, divida em xícaras e sirva frio.

**Nutrição:** calorias 155, gordura 12,3, fibra 4, carboidratos 8,6, proteína 5

# Barras de banana

**Tempo de preparo: 30 minutos**
**Tempo de cozimento: 0 minutos**
**Porções: 4**
**Ingredientes:**

- 1 xícara de óleo de coco derretido
- 2 bananas descascadas e picadas
- 1 abacate, descascado, sem caroço e amassado
- ½ xícara de açúcar de coco
- ¼ xícara de suco de limão
- 1 colher de chá de raspas de limão raladas
- Spray para cozinhar

**Instruções:**

1. No processador de alimentos, misture as bananas com o óleo e os demais ingredientes, exceto o spray de cozinha, e pulse bem.
2. Unte uma forma com spray de cozinha, despeje e espalhe a mistura de banana, espalhe, leve à geladeira por 30 minutos, corte em barras e sirva.

**Nutrição:** calorias 639, gordura 64,6, fibra 4,9, carboidratos 20,5, proteína 1,7

# Barras de chá verde e tâmaras

**Tempo de preparo:** 10 minutos
**Tempo de cozimento:** 30 minutos
**Porções:** 8

**Ingredientes:**
- 2 colheres de sopa de chá verde em pó
- 2 xícaras de leite de coco, aquecido
- ½ xícara de óleo de coco derretido
- 2 xícaras de açúcar de coco
- 4 ovos batidos
- 2 colheres de chá de extrato de baunilha
- 3 xícaras de farinha de amêndoa
- 1 colher de chá de bicarbonato de sódio
- 2 colheres de chá de fermento em pó

**Instruções:**
1. Numa tigela, misture o leite de coco com o chá verde em pó e o restante dos ingredientes, mexa bem, despeje em uma forma quadrada, espalhe, leve ao forno, leve ao forno a 350 graus F por 30 minutos, deixe esfriar, corte em bares e servir.

**Nutrição:** calorias 560, gordura 22,3, fibra 4, carboidratos 12,8, proteína 22,1

# Creme De Nozes

**Tempo de preparo:** 2 horas
**Tempo de cozimento:** 0 minutos
**Porções:** 4

**Ingredientes:**
- 2 xícaras de leite de amêndoa
- ½ xícara de creme de coco
- ½ xícara de nozes picadas
- 3 colheres de sopa de açúcar de coco
- 1 colher de chá de extrato de baunilha

**Instruções:**
1. Numa tigela, misture o leite de amêndoa com o creme de leite e os demais ingredientes, bata bem, divida em xícaras e leve à geladeira por 2 horas antes de servir.

**Nutrição:** calorias 170, gordura 12,4, fibra 3, carboidratos 12,8, proteína 4

# Bolo de limão

**Tempo de preparo:** 10 minutos
**Tempo de cozimento:** 35 minutos
**Porções:** 6

**Ingredientes:**
- 2 xícaras de farinha de trigo integral
- 1 colher de chá de fermento em pó
- 2 colheres de sopa de óleo de coco derretido
- 1 ovo batido
- 3 colheres de sopa de açúcar de coco
- 1 xícara de leite de amêndoa
- Raspas de 1 limão ralado
- Suco de 1 limão

**Instruções:**
1. Em uma tigela, misture a farinha com o óleo e os demais ingredientes, bata bem, transfira para uma fôrma e leve ao forno a 360 graus F por 35 minutos.
2. Fatie e sirva frio.

**Nutrição:** calorias 222, gordura 12,5, fibra 6,2, carboidratos 7, proteína 17,4

# Barras de passas

Tempo de preparo: 10 minutos
Tempo de cozimento: 25 minutos
Porções: 6

**Ingredientes:**
- 1 colher de chá de canela em pó
- 2 xícaras de farinha de amêndoa
- 1 colher de chá de fermento em pó
- ½ colher de chá de noz-moscada moída
- 1 xícara de óleo de coco derretido
- 1 xícara de açúcar de coco
- 1 ovo batido
- 1 xícara de passas

**Instruções:**
1. Numa tigela, misture a farinha com a canela e os demais ingredientes, mexa bem, espalhe sobre uma assadeira forrada, leve ao forno, leve ao forno a 380 graus por 25 minutos, corte em barras e sirva frio.

**Nutrição:** calorias 274, gordura 12, fibra 5,2, carboidratos 14,5, proteína 7

# Quadrados de Nectarinas

**Tempo de preparo:** 10 minutos
**Tempo de cozimento:** 20 minutos
**Porções:** 4

**Ingredientes:**
- 3 nectarinas, sem caroço e picadas
- 1 colher de sopa de açúcar de coco
- ½ colher de chá de bicarbonato de sódio
- 1 xícara de farinha de amêndoa
- 4 colheres de sopa de óleo de coco derretido
- 2 colheres de sopa de cacau em pó

**Instruções:**
1. No liquidificador, misture as nectarinas com o açúcar e o restante dos ingredientes, bata bem, despeje em uma forma quadrada forrada, espalhe, leve ao forno a 375 graus F por 20 minutos, deixe a mistura de lado para esfriar um pouco , Corte em quadrados e sirva.

**Nutrição:** calorias 342, gordura 14,4, fibra 7,6, carboidratos 12, proteína 7,7

# Ensopado de Uvas

**Tempo de preparo:** 10 minutos
**Tempo de cozimento:** 20 minutos
**Porções:** 4

**Ingredientes:**
- 1 xícara de uvas verdes
- Suco de ½ limão
- 2 colheres de sopa de açúcar de coco
- 1 e ½ xícaras de água
- 2 colheres de chá de cardamomo em pó

**Instruções:**
1. Aqueça uma panela com a água em fogo médio, acrescente as uvas e os demais ingredientes, leve ao fogo brando, cozinhe por 20 minutos, divida em tigelas e sirva.

**Nutrição:** calorias 384, gordura 12,5, fibra 6,3, carboidratos 13,8, proteína 5,6

# Creme de Mandarina e Ameixas

**Tempo de preparo:** 10 minutos
**Tempo de cozimento:** 20 minutos
**Porções:** 4

**Ingredientes:**
- 1 tangerina descascada e picada
- ½ libra de ameixas, sem caroço e picadas
- 1 xícara de creme de coco
- Suco de 2 tangerinas
- 2 colheres de sopa de açúcar de coco

**Instruções:**
1. No liquidificador, misture a tangerina com as ameixas e os demais ingredientes, bata bem, divida em ramequins pequenos, leve ao forno, leve ao forno a 350 graus F por 20 minutos e sirva frio.

**Nutrição:** calorias 402, gordura 18,2, fibra 2, carboidratos 22,2, proteína 4,5

# Creme De Cereja E Morangos

**Tempo de preparo:** 10 minutos
**Tempo de cozimento:** 0 minutos
**Porções:** 6

**Ingredientes:**
- 1 libra de cerejas, sem caroço
- 1 xícara de morangos picados
- ¼ xícara de açúcar de coco
- 2 xícaras de creme de coco

**Instruções:**
1. No liquidificador, misture as cerejas com os demais ingredientes, bata bem, divida em tigelas e sirva fria.

**Nutrição:** calorias 342, gordura 22,1, fibra 5,6, carboidratos 8,4, proteína 6,5

# Nozes de cardamomo e arroz doce

**Tempo de preparo:** 5 minutos
**Tempo de cozimento:** 40 minutos
**Porções:** 4

**Ingredientes:**
- 1 xícara de arroz basmati
- 3 xícaras de leite de amêndoa
- 3 colheres de sopa de açúcar de coco
- ½ colher de chá de cardamomo em pó
- ¼ xícara de nozes picadas

**Instruções:**
1. Em uma panela, misture o arroz com o leite e os demais ingredientes, mexa, cozinhe por 40 minutos em fogo médio, divida em tigelas e sirva frio.

**Nutrição:** calorias 703, gordura 47,9, fibra 5,2, carboidratos 62,1, proteína 10,1

# Pão De Peras

**Tempo de preparo:** 10 minutos
**Tempo de cozimento:** 30 minutos
**Porções:** 4

**Ingredientes:**
- 2 xícaras de peras, sem caroço e em cubos
- 1 xícara de açúcar de coco
- 2 ovos batidos
- 2 xícaras de farinha de amêndoa
- 1 colher de sopa de fermento em pó
- 1 colher de sopa de óleo de coco derretido

**Instruções:**
1. Numa tigela, misture as peras com o açúcar e os restantes ingredientes, bata, despeje numa forma de pão, leve ao forno e leve ao forno a 350 graus F durante 30 minutos.
2. Fatie e sirva frio.

**Nutrição:** calorias 380, gordura 16,7, fibra 5, carboidratos 17,5, proteína 5,6

# Pudim de Arroz e Cerejas

**Tempo de preparo:** 10 minutos
**Tempo de cozimento:** 25 minutos
**Porções:** 4

**Ingredientes:**
- 1 colher de sopa de óleo de coco derretido
- 1 xícara de arroz branco
- 3 xícaras de leite de amêndoa
- ½ xícara de cerejas, sem caroço e cortadas ao meio
- 3 colheres de sopa de açúcar de coco
- 1 colher de chá de canela em pó
- 1 colher de chá de extrato de baunilha

**Instruções:**
1. Em uma panela, misture o azeite com o arroz e os demais ingredientes, mexa, leve ao fogo brando, cozinhe por 25 minutos em fogo médio, divida em tigelas e sirva frio.

**Nutrição:** calorias 292, gordura 12,4, fibra 5,6, carboidratos 8, proteína 7

# Ensopado de melancia

**Tempo de preparo:** 5 minutos
**Tempo de cozimento:** 8 minutos
**Porções:** 4

**Ingredientes:**
- Suco de 1 limão
- 1 colher de chá de raspas de limão ralada
- 1 e ½ xícara de açúcar de coco
- 4 xícaras de melancia descascada e cortada em pedaços grandes
- 1 e ½ xícaras de água

**Instruções:**
1. Em uma panela, misture a melancia com as raspas de limão e os demais ingredientes, misture, leve para ferver em fogo médio, cozinhe por 8 minutos, divida em tigelas e sirva frio.

**Nutrição::** calorias 233, gordura 0,2, fibra 0,7, carboidratos 61,5, proteína 0,9

# Pudim de Gengibre

**Tempo de preparo:** 1 hora
**Tempo de cozimento:** 0 minutos
**Porções:** 4

**Ingredientes:**
- 2 xícaras de leite de amêndoa
- ½ xícara de creme de coco
- 2 colheres de sopa de açúcar de coco
- 1 colher de sopa de gengibre ralado
- ¼ xícara de sementes de chia

**Instruções:**
1. Em uma tigela, misture o leite com as natas e os demais ingredientes, bata bem, divida em copinhos e guarde na geladeira por 1 hora antes de servir.

**Nutrição:** calorias 345, gordura 17, fibra 4,7, carboidratos 11,5, proteína 6,9

# Creme de cajú

**Tempo de preparo:** 2 horas
**Tempo de cozimento:** 0 minutos
**Porções:** 4

**Ingredientes:**
- 1 xícara de castanha de caju picada
- 2 colheres de sopa de óleo de coco derretido
- 2 colheres de sopa de óleo de coco derretido
- 1 xícara de creme de coco
- colheres de sopa de suco de limão
- 1 colher de sopa de açúcar de coco

**Instruções:**
1. No liquidificador, misture as castanhas de caju com o óleo de coco e os demais ingredientes, bata bem, divida em copinhos e leve à geladeira por 2 horas antes de servir.

**Nutrição:** calorias 480, gordura 43,9, fibra 2,4, carboidratos 19,7, proteína 7

# Biscoitos de cânhamo

**Tempo de preparo:** 30 minutos
**Tempo de cozimento:** 0 minutos
**Porções:** 6

**Ingredientes:**
- 1 xícara de amêndoas, embebidas durante a noite e escorridas
- 2 colheres de sopa de cacau em pó
- 1 colher de sopa de açúcar de coco
- ½ xícara de sementes de cânhamo
- ¼ xícara de coco ralado
- ½ xícara de água

**Instruções:**
1. No processador de alimentos, misture as amêndoas com o cacau em pó e os demais ingredientes, pulse bem, pressione sobre uma assadeira forrada, leve à geladeira por 30 minutos, fatie e sirva.

**Nutrição:** calorias 270, gordura 12,6, fibra 3, carboidratos 7,7, proteína 7

# Tigelas de amêndoas e romã

**Tempo de preparo:** 2 horas
**Tempo de cozimento:** 0 minutos
**Porções:** 4

**Ingredientes:**
- ½ xícara de creme de coco
- 1 colher de chá de extrato de baunilha
- 1 xícara de amêndoas picadas
- 1 xícara de sementes de romã
- 1 colher de sopa de açúcar de coco

**Instruções:**
1. Numa tigela, misture as amêndoas com o creme de leite e os demais ingredientes, misture, divida em tigelas pequenas e sirva.

**Nutrição:** calorias 258, gordura 19, fibra 3,9, carboidratos 17,6, proteína 6,2

# Aveia com Manteiga de Amendoim

**Tempo de preparação:** 6 horas e 10 minutos

**Tempo de cozimento: 0 minutos**
**Porções: 1**

**Ingredientes:**
- 1 colher de sopa de sementes de chia
- ½ xícara de leite de amêndoa
- 2 colheres de sopa de manteiga de amendoim natural
- 1 colher de sopa de estévia
- ½ xícara de aveia sem glúten
- 2 colheres de sopa de framboesas

**Instruções:**
1. Em um pote de vidro, misture a aveia com as sementes de chia e os demais ingredientes, exceto as framboesas, mexa um pouco, tampe e guarde na geladeira por 6 horas.
2. Cubra com as framboesas e sirva no café da manhã.

**Nutrição:** calorias 454, gordura 23,9, fibra 12, carboidratos 50,9, proteína 14,6

# Scones com Nozes e Frutas

**Tempo de preparo:** 10 minutos
**Tempo de cozimento:** 12 minutos
**Porções:** 8

**Ingredientes:**
- 2 xícaras de farinha de amêndoa
- ½ colher de chá de bicarbonato de sódio
- ¼ xícara de cranberries secos
- ¼ xícara de sementes de girassol
- ¼ xícara de damascos picados
- ¼ xícara de nozes picadas
- ¼ xícara de sementes de gergelim
- 2 colheres de sopa de estévia
- 1 ovo batido

**Instruções:**
1. Em uma tigela, misture a farinha com o bicarbonato, os cranberries e os demais ingredientes e mexa bem.
2. Forme uma massa quadrada, abra sobre uma superfície enfarinhada e corte em 16 quadrados.
3. Disponha os quadrados em uma assadeira forrada com papel manteiga e leve ao forno a 350 graus F por 12 minutos.
4. Sirva os scones no café da manhã.

**Nutrição:** calorias 238, gordura 19,2, fibra 4,1, carboidratos 8,6, proteína 8,8

# Biscoitos De Banana

**Tempo de preparo:** 10 minutos
**Tempo de cozimento:** 15 minutos
**Porções:** 12

**Ingredientes:**
- 1 xícara de manteiga de amêndoa
- ¼ xícara de estévia
- 1 colher de chá de extrato de baunilha
- 2 bananas descascadas e amassadas
- 2 xícaras de aveia sem glúten
- 1 colher de chá de canela em pó
- 1 xícara de amêndoas picadas
- ½ xícara de passas

**Instruções:**
1. Em uma tigela, misture a manteiga com a estévia e os demais ingredientes e mexa bem na batedeira.
2. Coloque formas médias desta mistura em uma assadeira forrada com papel manteiga e alise-as um pouco.
3. Cozinhe-os a 325 graus F por 15 minutos e sirva no café da manhã.

**Nutrição:** calorias 280, gordura 16, fibra 4, carboidratos 29, proteína 8

# Aveia de maçã

**Tempo de preparo:** 10 minutos
**Tempo de cozimento:** 7 horas
**Porções:** 4

**Ingredientes:**
- 2 maçãs, sem caroço, descascadas e em cubos
- 1 xícara de aveia sem glúten
- 1 e ½ xícaras de água
- 1 e ½ xícara de leite de amêndoa
- 2 colheres de sopa de desvio
- 2 colheres de sopa de manteiga de amêndoa
- ½ colher de chá de canela em pó
- 1 colher de sopa de semente de linhaça moída
- Spray para cozinhar

**Instruções:**
1. Unte uma panela elétrica com o spray de cozinha e misture a aveia com a água e os demais ingredientes de dentro.
2. Misture um pouco e cozinhe em fogo baixo por 7 horas.
3. Divida em tigelas e sirva no café da manhã.

**Nutrição:** calorias 149, gordura 3,6, fibra 3,9, carboidratos 27,3, proteína 4,9

# Muffins de mirtilo

**Tempo de preparo:** 10 minutos
**Tempo de cozimento:** 25 minutos
**Porções:** 12

**Ingredientes:**
- 2 bananas descascadas e amassadas
- 1 xícara de leite de amêndoa
- 1 colher de chá de extrato de baunilha
- ¼ xícara de xarope de bordo puro
- 1 colher de chá de vinagre de maçã
- ¼ xícara de óleo de coco derretido
- 2 xícaras de farinha de amêndoa
- 4 colheres de sopa de açúcar de coco
- 2 colheres de chá de canela em pó
- 2 colheres de chá de fermento em pó
- 2 xícaras de mirtilos
- ½ colher de chá de bicarbonato de sódio
- ½ xícara de nozes picadas

**Instruções:**
1. Numa tigela, misture as bananas com o leite de amêndoa, a baunilha e os demais ingredientes e bata bem.
2. Divida a mistura em 12 formas de muffin e leve ao forno a 350 graus F por 25 minutos.
3. Sirva os muffins no café da manhã.

**Nutrição:** calorias 180, gordura 5, fibra 2, carboidratos 31, proteína 4

# Crepes de coco

**Tempo de preparo:** 10 minutos
**Tempo de cozimento:** 6 minutos
**Porções:** 12

**Ingredientes:**
- 1 xícara de farinha de amêndoa
- 1 colher de sopa de linhaça moída
- 2 xícaras de leite de coco
- 2 colheres de sopa de óleo de coco derretido
- 1 colher de chá de canela em pó
- 2 colheres de chá de estévia

**Instruções:**
1. Numa tigela, misture a farinha com a linhaça, o leite, metade do óleo, a canela e a estévia e bata bem.
2. Aqueça uma panela com o restante do azeite em fogo médio, adicione ¼ xícara da massa de crepes, espalhe na panela, cozinhe por 2-3 minutos de cada lado e transfira para um prato.
3. Repita com o restante da massa de crepes e sirva no café da manhã.

**Nutrição:** calorias 71, gordura 3, fibra 1, carboidratos 8, proteína 1

# Panquecas de Mirtilo

**Tempo de preparo:** 10 minutos
**Tempo de cozimento:** 7 minutos
**Porções:** 12

**Ingredientes:**
- 2 ovos batidos
- 4 colheres de sopa de leite de amêndoa
- 1 xícara de iogurte integral
- 3 colheres de sopa de manteiga de coco derretida
- ½ colher de chá de extrato de baunilha
- 1 e ½ xícara de farinha de amêndoa
- 2 colheres de sopa de estévia
- 1 xícara de mirtilos
- 1 colher de sopa de óleo de abacate

**Instruções:**
1. Numa tigela, misture os ovos com o leite de amêndoa e os demais ingredientes, exceto o óleo, e bata bem.
2. Aqueça uma panela com o óleo em fogo médio, adicione ¼ xícara da massa, espalhe na panela, cozinhe por 4 minutos, vire, cozinhe por mais 3 minutos e transfira para um prato.
3. Repita com o restante da massa e sirva as panquecas no café da manhã.

**Nutrição:** calorias 64, gordura 4,4, fibra 1,1, carboidratos 4,7, proteína 1,8

# Parfait de Abóbora

**Tempo de preparo:** 10 minutos
**Tempo de cozimento:** 0 minutos
**Porções:** 4

**Ingredientes:**
- ¼ xícara de castanha de caju
- ½ xícara de água
- 2 colheres de chá de tempero para torta de abóbora
- 2 xícaras de purê de abóbora
- 2 colheres de sopa de xarope de bordo
- 1 pêra, sem caroço, descascada e picada
- 2 xícaras de iogurte de coco

**Instruções:**
1. No liquidificador, misture as castanhas de caju com a água e os demais ingredientes, exceto o iogurte, e bata bem.
2. Divida o iogurte em tigelas, divida também o creme de abóbora por cima e sirva.

**Nutrição:** calorias 200, gordura 6,4, fibra 5,1, carboidratos 32,9, proteína 5,5

# Waffles De Batata Doce

**Tempo de preparo:** 10 minutos
**Tempo de cozimento:** 10 minutos
**Porções:** 6

**Ingredientes:**
- ½ xícara de batata doce cozida, descascada e ralada
- 1 xícara de leite de amêndoa
- 1 xícara de aveia sem glúten
- 2 ovos batidos
- 1 colher de sopa de mel
- ¼ colher de chá de fermento em pó
- 1 colher de sopa de azeite
- Spray para cozinhar

**Instruções:**
1. Numa tigela, misture a batata-doce com o leite de amêndoa e o resto dos ingredientes, exceto o spray de cozinha, e bata bem.
2. Unte a máquina de waffle com spray de cozinha e despeje 1/3 da massa em cada forma.
3. Cozinhe os waffles por 3-4 minutos e sirva no café da manhã.

**Nutrição:** calorias 352, gordura 22,4, fibra 6,7, carboidratos 33,4, proteína 8,4

# Torrada francesa

**Tempo de preparo:** 10 minutos
**Tempo de cozimento:** 5 minutos
**Porções:** 2

## Ingredientes:
- 4 fatias de pão integral
- 2 colheres de sopa de açúcar de coco
- ½ xícara de leite de coco
- 2 ovos batidos
- 1 colher de chá de extrato de baunilha
- Spray para cozinhar

## Instruções:
1. Numa tigela, misture o açúcar com o leite, os ovos e a baunilha e bata bem.
2. Mergulhe cada fatia de pão nesta mistura.
3. Aqueça uma frigideira untada com spray de cozinha em fogo médio, acrescente a torrada francesa, cozinhe por 2 a 3 minutos de cada lado, divida em pratos e sirva no café da manhã.

**Nutrição:** calorias 508, gordura 30,8, fibra 7,1, carboidratos 55,1, proteína 16,2

# Aveia Cacau

**Tempo de preparo: 10 minutos**
**Tempo de cozimento: 20 minutos**
**Porções: 4**

**Ingredientes:**
- 2 xícaras de leite de amêndoa
- 1 xícara de aveia à moda antiga
- 2 colheres de sopa de açúcar de coco
- 1 colher de chá de cacau em pó
- 2 colheres de chá de extrato de baunilha

**Instruções:**
1. Aqueça uma panela com o leite em fogo médio, acrescente a aveia e os demais ingredientes, leve ao fogo brando e cozinhe por 20 minutos.
2. Divida a aveia em tigelas e sirva quente no café da manhã.

**Nutrição:** calorias 406, gordura 30, fibra 4,8, carboidratos 30,2, proteína 6

# Aveia Manga

**Tempo de preparo: 10 minutos**
**Tempo de cozimento: 20 minutos**
**Porções: 4**

**Ingredientes:**
- 2 xícaras de leite de coco
- 1 xícara de aveia à moda antiga
- 1 xícara de manga, descascada e cortada em cubos
- 3 colheres de sopa de manteiga de amêndoa
- 2 colheres de sopa de açúcar de coco
- ½ colher de chá de extrato de baunilha

**Instruções:**
1. Coloque o leite em uma panela, aqueça em fogo médio, acrescente a aveia e os demais ingredientes, mexa, leve ao fogo brando e cozinhe por 20 minutos.
2. Mexa a aveia, divida em tigelas e sirva.

**Nutrição:** calorias 531, gordura 41,8, fibra 7,5, carboidratos 42,7, proteína 9,3

# Cerejas e Peras Aveia

**Tempo de preparo:** 10 minutos
**Tempo de cozimento:** 10 minutos
**Porções:** 6

**Ingredientes:**
- 2 xícaras de aveia à moda antiga
- 3 xícaras de leite de amêndoa
- 2 e ½ colheres de sopa de cacau em pó
- 1 colher de chá de extrato de baunilha
- 10 onças de cerejas, sem caroço
- 2 peras, sem caroço, descascadas e cortadas em cubos

**Instruções:**
1. Na panela de pressão, misture a aveia com o leite e os demais ingredientes, misture, tampe e cozinhe em fogo alto por 10 minutos.
2. Solte a pressão naturalmente por 10 minutos, mexa mais uma vez a aveia, divida em tigelas e sirva.

**Nutrição:** calorias 477, gordura 30,7, fibra 8,3, carboidratos 49,6, proteína 7

# Tigelas de nozes e laranja

**Tempo de preparo:** 10 minutos
**Tempo de cozimento:** 20 minutos
**Porções:** 4

**Ingredientes:**
- 1 xícara de aveia cortada em aço
- 2 xícaras de suco de laranja
- 2 colheres de sopa de manteiga de coco derretida
- 2 colheres de sopa de estévia
- 3 colheres de sopa de nozes picadas
- ¼ colher de chá de extrato de baunilha

**Instruções:**
1. Aqueça uma panela com o suco de laranja em fogo médio, acrescente a aveia, a manteiga e os demais ingredientes, bata, cozinhe por 20 minutos, divida em tigelas e sirva no café da manhã.

**Nutrição:** calorias 288, gordura 39,1, fibra 3,4, carboidratos 48,3, proteína 4,7

# Pêssegos Assados e Creme

**Tempo de preparo:** 10 minutos
**Tempo de cozimento:** 20 minutos
**Porções:** 4

**Ingredientes:**
- 2 xícaras de creme de coco
- 1 colher de chá de canela em pó
- 1/3 xícara de açúcar de palma
- 4 pêssegos, caroços removidos e cortados em fatias
- Spray para cozinhar

**Instruções:**
1. Unte uma assadeira com spray de cozinha e misture os pêssegos com os demais ingredientes de dentro.
2. Asse a 360 graus F por 20 minutos, divida em tigelas e sirva no café da manhã.

**Nutrição:** calorias 338, gordura 29,2, fibra 4,9, carboidratos 21, proteína 4,2

# Tigelas de maçãs e iogurte

**Tempo de preparo:** 10 minutos
**Tempo de cozimento:** 15 minutos
**Porções:** 4

**Ingredientes:**
- 1 xícara de aveia cortada em aço
- 1 e ½ xícara de leite de amêndoa
- 1 xícara de iogurte desnatado
- ¼ xícara de xarope de bordo
- 2 maçãs, sem caroço, descascadas e picadas
- ½ colher de chá de canela em pó

**Instruções:**
1. Em uma panela, misture a aveia com o leite e os demais ingredientes, exceto o iogurte, misture, leve para ferver e cozinhe em fogo médio-alto por 15 minutos.
2. Divida o iogurte em tigelas, divida a mistura de maçãs e aveia por cima e sirva no café da manhã.

**Nutrição:** calorias 490, gordura 30,2, fibra 7,4, carboidratos 53,9, proteína 7

# Aveia com manga e romã

**Tempo de preparo:** 10 minutos
**Tempo de cozimento:** 20 minutos
**Porções:** 4

**Ingredientes:**
- 3 xícaras de leite de amêndoa
- 1 xícara de aveia cortada em aço
- 1 colher de sopa de canela em pó
- 1 manga, descascada e cortada em cubos
- ½ colher de chá de extrato de baunilha
- 3 colheres de sopa de sementes de romã

**Instruções:**
1. Coloque o leite em uma panela e aqueça em fogo médio.
2. Adicione a aveia, a canela e os demais ingredientes, misture, cozinhe por 20 minutos, divida em tigelas e sirva no café da manhã.

**Nutrição:** calorias 568, gordura 44,6, fibra 7,5, carboidratos 42,5, proteína 7,8

# Sementes de chia e tigelas de romã

Tempo de preparo: 10 minutos
Tempo de cozimento: 20 minutos
Porções: 4

**Ingredientes:**
- ½ xícara de aveia cortada em aço
- 2 xícaras de leite de amêndoa
- ¼ xícara de sementes de romã
- 4 colheres de sopa de sementes de chia
- 1 colher de chá de extrato de baunilha

**Instruções:**
1. Coloque o leite em uma panela, leve para ferver em fogo médio, acrescente a aveia e os demais ingredientes, leve para ferver e cozinhe por 20 minutos.
2. Divida a mistura em tigelas e sirva no café da manhã.

**Nutrição:** calorias 462, gordura 38, fibra 13,5, carboidratos 27,1, proteína 8,8

# Hash de ovo e cenoura

**Tempo de preparo:** 10 minutos
**Tempo de cozimento:** 20 minutos
**Porções:** 4

**Ingredientes:**
- 2 cenouras, descascadas e cortadas em cubos
- 1 colher de sopa de azeite
- 1 cebola amarela picada
- 1 xícara de queijo cheddar com baixo teor de gordura, ralado
- 8 ovos batidos
- 1 xícara de leite de coco
- Uma pitada de sal e pimenta preta

**Instruções:**
1. Aqueça uma panela com o azeite em fogo médio, acrescente a cebola e a cenoura, misture e doure por 5 minutos.
2. Adicione os ovos e os demais ingredientes, misture, cozinhe por 15 minutos mexendo sempre, divida em pratos e sirva.

**Nutrição:** calorias 431, gordura 35,9, fibra 2,7, carboidratos 10, proteína 20

# Omelete de pimentão

**Tempo de preparo:** 10 minutos
**Tempo de cozimento:** 15 minutos
**Porções:** 4

**Ingredientes:**
- 4 ovos batidos
- Uma pitada de pimenta preta
- ¼ xícara de bacon com baixo teor de sódio picado
- 1 colher de sopa de azeite
- 1 xícara de pimentão vermelho picado
- 4 cebolinhas picadas
- ¾ xícara de queijo magro ralado

**Instruções:**
1. Aqueça uma panela com o azeite em fogo médio, acrescente a cebolinha e o pimentão, misture e cozinhe por 5 minutos.
2. Adicione os ovos e os demais ingredientes, misture, espalhe na panela, cozinhe por 5 minutos, vire, cozinhe por mais 5 minutos, divida entre os pratos e sirva.

**Nutrição:** calorias 288, gordura 18, fibra 0,8, carboidratos 4, proteína 13,4

# Fritada de Salsa

Tempo de preparo: 10 minutos
Tempo de cozimento: 20 minutos
Porções: 4

**Ingredientes:**
- Uma pitada de pimenta preta
- 4 ovos batidos
- 2 colheres de sopa de salsa picada
- 1 colher de sopa de queijo magro ralado
- 1 cebola roxa picada
- 1 colher de sopa de azeite

**Instruções:**
1. Aqueça uma panela com o azeite em fogo médio, acrescente a cebola e a pimenta-do-reino, mexa e refogue por 5 minutos.
2. Adicione os ovos misturados com os demais ingredientes, espalhe na panela, leve ao forno e cozinhe a 360 graus F por 15 minutos.
3. Divida a fritada entre os pratos e sirva.

**Nutrição:** calorias 112, gordura 8,5, fibra 0,7, carboidratos 3,1, proteína 6,3

# Ovos Assados e Alcachofras

**Tempo de preparo:** 5 minutos
**Tempo de cozimento:** 20 minutos
**Porções:** 4

**Ingredientes:**
- 4 ovos
- 4 fatias de cheddar com baixo teor de gordura, ralado
- 1 cebola amarela picada
- 1 colher de sopa de óleo de abacate
- 1 colher de sopa de coentro picado
- 1 xícara de alcachofras em lata sem sal, escorridas e picadas

**Instruções:**
1. Unte 4 ramequins com azeite, divida a cebola em cada um, quebre um ovo em cada ramequin, acrescente as alcachofras e cubra com coentro e queijo cheddar.
2. Coloque os ramequins no forno e leve ao forno a 380 graus F por 20 minutos.
3. Sirva os ovos cozidos no café da manhã.

**Nutrição:** calorias 178, gordura 10,9, fibra 2,9, carboidratos 8,4, proteína 14,2

# Caçarola De Feijão E Ovos

**Tempo de preparo:** 10 minutos
**Tempo de cozimento:** 30 minutos
**Porções:** 8

**Ingredientes:**
- 8 ovos batidos
- 2 cebolas roxas picadas
- 1 pimentão vermelho picado
- 4 onças de feijão preto enlatado, sem adição de sal, escorrido e enxaguado
- ½ xícara de cebolinha verde picada
- 1 xícara de queijo mussarela magro ralado
- Spray para cozinhar

**Instruções:**
1. Unte uma assadeira com spray de cozinha e espalhe o feijão preto, a cebola, a cebolinha e o pimentão na assadeira.
2. Adicione os ovos misturados com o queijo, leve ao forno e leve ao forno a 380 graus F por 30 minutos.
3. Divida a mistura entre os pratos e sirva no café da manhã.

**Nutrição:** calorias 140, gordura 4,7, fibra 3,4, carboidratos 13,6, proteína 11,2

# Mistura de queijo de cúrcuma

**Tempo de preparo:** 10 minutos
**Tempo de cozimento:** 15 minutos
**Porções:** 4

**Ingredientes:**
- 3 colheres de sopa de mussarela com baixo teor de gordura, ralada
- Uma pitada de pimenta preta
- 4 ovos batidos
- 1 pimentão vermelho picado
- 1 colher de chá de açafrão em pó
- 1 colher de sopa de azeite
- 2 chalotas picadas

**Instruções:**
1. Aqueça uma panela com o azeite em fogo médio, acrescente a cebolinha e o pimentão, mexa e refogue por 5 minutos.
2. Adicione os ovos misturados com o restante dos ingredientes, mexa, cozinhe por 10 minutos, divida tudo entre os pratos e sirva.

**Nutrição:** calorias 138, gordura 8, fibra 1,3, carboidratos 4,6, proteína 12

# Hash Browns e vegetais

**Tempo de preparo:** 10 minutos
**Tempo de cozimento:** 20 minutos
**Porções:** 4

**Ingredientes:**
- 1 colher de sopa de azeite
- 4 ovos batidos
- 1 xícara de batatas fritas
- ½ xícara de queijo cheddar sem gordura, ralado
- 1 cebola amarela pequena picada
- Uma pitada de pimenta preta
- ½ pimentão verde picado
- ½ pimentão vermelho picado
- 1 cenoura picada
- 1 colher de sopa de coentro picado

**Instruções:**
1. Aqueça uma panela com o azeite em fogo médio-alto, acrescente a cebola e as batatas fritas e cozinhe por 5 minutos.
2. Adicione os pimentões e as cenouras, misture e cozinhe por mais 5 minutos.
3. Adicione os ovos, a pimenta preta e o queijo, mexa e cozinhe por mais 10 minutos.
4. Adicione o coentro, mexa, cozinhe por mais alguns segundos, divida tudo entre os pratos e sirva no café da manhã.

**Nutrição:** calorias 277, gordura 17,5, fibra 2,7, carboidratos 19,9, proteína 11

# Risoto de cebolinha e bacon

**Tempo de preparo:** 10 minutos
**Tempo de cozimento:** 25 minutos
**Porções:** 4

**Ingredientes:**
- 3 fatias de bacon, com baixo teor de sódio, picado
- 1 colher de sopa de óleo de abacate
- 1 xícara de arroz branco
- 1 cebola roxa picada
- 2 xícaras de caldo de galinha com baixo teor de sódio
- 2 colheres de sopa de parmesão magro ralado
- 1 colher de sopa de cebolinha picada
- Uma pitada de pimenta preta

**Instruções:**
1. Aqueça uma panela com o azeite em fogo médio-alto, acrescente a cebola e o bacon, mexa e cozinhe por 5 minutos.
2. Adicione o arroz e os demais ingredientes, misture, leve para ferver e cozinhe em fogo médio por 20 minutos.
3. Mexa a mistura, divida em tigelas e sirva no café da manhã.

**Nutrição:** calorias 271, gordura 7,2, fibra 1,4, carboidratos 40, proteína 9,9

# Canela Pistache Quinoa

**Tempo de preparo:** 5 minutos
**Tempo de cozimento:** 10 minutos
**Porções:** 4

**Ingredientes:**
- 1 e ½ xícaras de água
- 1 colher de chá de canela em pó
- 1 e ½ xícara de quinoa
- 1 xícara de leite de amêndoa
- 1 colher de sopa de açúcar de coco
- ¼ xícara de pistache picado

**Instruções:**
1. Numa panela coloque a água e o leite de amêndoa, leve para ferver em fogo médio, acrescente a quinoa e os demais ingredientes, bata, cozinhe por 10 minutos, divida em tigelas, deixe esfriar e sirva no café da manhã.

**Nutrição:** calorias 222, gordura 16,7, fibra 2,5, carboidratos 16,3, proteína 3,9

# Mistura de iogurte de cerejas

Tempo de preparo: 10 minutos
Tempo de cozimento: 0 minutos
Porções: 4

**Ingredientes:**
- 4 xícaras de iogurte desnatado
- 1 xícara de cerejas, sem caroço e cortadas ao meio
- 4 colheres de sopa de açúcar de coco
- ½ colher de chá de extrato de baunilha

**Instruções:**
1. Numa tigela, misture o iogurte com as cerejas, o açúcar e a baunilha, misture e leve à geladeira por 10 minutos.
2. Divida em tigelas e sirva o café da manhã.

**Nutrição:** calorias 145, gordura 0, fibra 0,1, carboidratos 29, proteína 2,3

# Mistura de ameixas e coco

**Tempo de preparo:** 10 minutos
**Tempo de cozimento:** 15 minutos
**Porções:** 4

**Ingredientes:**
- 4 ameixas sem caroço e cortadas ao meio
- 3 colheres de sopa de óleo de coco derretido
- ½ colher de chá de canela em pó
- 1 xícara de creme de coco
- ¼ xícara de coco sem açúcar, ralado
- 2 colheres de sopa de sementes de girassol torradas

**Instruções:**
1. Numa assadeira, misture as ameixas com o azeite, a canela e os demais ingredientes, leve ao forno e leve ao forno a 380 graus F por 15 minutos.
2. Divida tudo em tigelas e sirva.

**Nutrição:** calorias 282, gordura 27,1, fibra 2,8, carboidratos 12,4, proteína 2,3

# Iogurte de Maçãs

**Tempo de preparo: 10 minutos**
**Tempo de cozimento: 0 minutos**
**Porções: 4**

**Ingredientes:**
- 6 maçãs, sem caroço e purê
- 1 xícara de suco de maçã natural
- 2 colheres de sopa de açúcar de coco
- 2 xícaras de iogurte desnatado
- 1 colher de chá de canela em pó

**Instruções:**
1. Em uma tigela, misture as maçãs com o suco de maçã e os demais ingredientes, mexa, divida em tigelas e leve à geladeira por 10 minutos antes de servir.

**Nutrição:** calorias 289, gordura 0,6, fibra 8,7, carboidratos 68,5, proteína 3,9

# Tigelas de morango e aveia

**Tempo de preparo:** 10 minutos
**Tempo de cozimento:** 20 minutos
**Porções:** 4

## Ingredientes:
- 1 e ½ xícara de aveia sem glúten
- 2 e ¼ xícaras de leite de amêndoa
- ½ colher de chá de extrato de baunilha
- 2 xícaras de morangos fatiados
- 2 colheres de sopa de açúcar de coco

## Instruções:
1. Coloque o leite em uma panela, leve para ferver em fogo médio, acrescente a aveia e os demais ingredientes, mexa, cozinhe por 20 minutos, divida em tigelas e sirva no café da manhã.

**Nutrição:** calorias 216, gordura 1,5, fibra 3,4, carboidratos 39,5, proteína 10,4

# Mistura de bordo e pêssego

**Tempo de preparo:** 10 minutos
**Tempo de cozimento:** 15 minutos
**Porções:** 4

**Ingredientes:**
- 4 pêssegos, sem caroço e cortados em fatias
- ¼ xícara de xarope de bordo
- ¼ colher de chá de extrato de amêndoa
- ½ xícara de leite de amêndoa

**Instruções:**
1. Coloque o leite de amêndoa em uma panela, leve para ferver em fogo médio, acrescente os pêssegos e os demais ingredientes, misture, cozinhe por 15 minutos, divida em tigelas e sirva no café da manhã.

**Nutrição:** calorias 180, gordura 7,6, fibra 3, carboidratos 28,9, proteína 2,1

# Arroz com Canela e Tâmaras

**Tempo de preparo:** 10 minutos
**Tempo de cozimento:** 20 minutos
**Porções:** 4

**Ingredientes:**
- 1 xícara de arroz branco
- 2 xícaras de leite de amêndoa
- 4 tâmaras picadas
- 2 colheres de sopa de canela em pó
- 2 colheres de sopa de açúcar de coco

**Instruções:**
1. Em uma panela, misture o arroz com o leite e os demais ingredientes, leve ao fogo brando e cozinhe em fogo médio por 20 minutos.
2. Mexa novamente a mistura, divida em tigelas e sirva no café da manhã.

**Nutrição:** calorias 516, gordura 29, fibra 3,9, carboidratos 59,4, proteína 6,8

# Iogurte de Figos, Pêra e Romã

Tempo de preparo: 10 minutos
Tempo de cozimento: 0 minutos
Porções: 4

**Ingredientes:**
- 1 xícara de figos cortados pela metade
- 1 pêra, sem caroço e em cubos
- ½ xícara de sementes de romã
- ½ xícara de açúcar de coco
- 2 xícaras de iogurte desnatado

**Instruções:**
1. Numa tigela, misture os figos com o iogurte e os demais ingredientes, misture, divida em tigelas e sirva no café da manhã.

**Nutrição:** calorias 223, gordura 0,5, fibra 6,1, carboidratos 52, proteína 4,5

# Mingau de Noz-Moscada e Morango

**Tempo de preparo:** 10 minutos
**Tempo de cozimento:** 20 minutos
**Porções:** 4

**Ingredientes:**
- 4 xícaras de leite de coco
- 1 xícara de fubá
- 1 colher de chá de extrato de baunilha
- 1 xícara de morangos cortados ao meio
- ½ colher de chá de noz-moscada moída

**Instruções:**
1. Coloque o leite em uma panela, leve para ferver em fogo médio, acrescente o fubá e os demais ingredientes, misture, cozinhe por 20 minutos e retire do fogo.
2. Divida o mingau entre os pratos e sirva no café da manhã.

**Nutrição:** calorias 678, gordura 58,5, fibra 8,3, carboidratos 39,8, proteína 8,2

# Arroz Cremoso e Bagas

Tempo de preparo: 10 minutos
Tempo de cozimento: 20 minutos
Porções: 4

**Ingredientes:**
- 1 xícara de arroz integral
- 2 xícaras de leite de coco
- 1 colher de sopa de canela em pó
- 1 xícara de amoras
- ½ xícara de creme de coco, sem açúcar

**Instruções:**
1. Coloque o leite em uma panela, leve para ferver em fogo médio, acrescente o arroz e os demais ingredientes, cozinhe por 20 minutos e divida em tigelas.
2. Sirva quente no café da manhã.

**Nutrição:** calorias 469, gordura 30,1, fibra 6,5, carboidratos 47,4, proteína 7

# Arroz De Coco Baunilha

**Tempo de preparo:** 10 minutos
**Tempo de cozimento:** 20 minutos
**Porções:** 6

**Ingredientes:**
- 2 xícaras de leite de coco
- 1 xícara de arroz basmati
- 2 colheres de sopa de açúcar de coco
- ¾ xícara de creme de coco
- 1 colher de chá de extrato de baunilha

**Instruções:**
1. Em uma panela, misture o leite com o arroz e os demais ingredientes, mexa, leve para ferver e cozinhe em fogo médio por 20 minutos.
2. Mexa novamente a mistura, divida em tigelas e sirva no café da manhã.

**Nutrição:** calorias 462, gordura 25,3, fibra 2,2, carboidratos 55,2, proteína 4,8

# Arroz de Coco e Cerejas

Tempo de preparo: 10 minutos
Tempo de cozimento: 25 minutos
Porções: 4

**Ingredientes:**
- 1 colher de sopa de coco ralado
- 2 colheres de sopa de açúcar de coco
- 1 xícara de arroz branco
- 2 xícaras de leite de coco
- ½ colher de chá de extrato de baunilha
- ¼ xícara de cerejas, sem caroço e cortadas ao meio
- Spray para cozinhar

**Instruções:**
1. Numa panela coloque o leite, acrescente o açúcar e o coco, mexa e leve para ferver em fogo médio.
2. Adicione o arroz e os demais ingredientes, cozinhe por 25 minutos mexendo sempre, divida em tigelas e sirva.

**Nutrição:** calorias 505, gordura 29,5, fibra 3,4, carboidratos 55,7, proteína 6,6

# Mistura de arroz com gengibre

Tempo de preparo: 10 minutos
Tempo de cozimento: 25 minutos
Porções: 4

**Ingredientes:**
- 1 xícara de arroz branco
- 2 xícaras de leite de amêndoa
- 1 colher de sopa de gengibre ralado
- 3 colheres de sopa de açúcar de coco
- 1 colher de chá de canela em pó

**Instruções:**
1. Coloque o leite em uma panela, leve para ferver em fogo médio, acrescente o arroz e os demais ingredientes, mexa, cozinhe por 25 minutos, divida em tigelas e sirva.

**Nutrição:** calorias 449, gordura 29, fibra 3,4, carboidratos 44,6, proteína 6,2

# Caçarola de Salsicha com Pimentão

**Tempo de preparo:** 10 minutos
**Tempo de cozimento:** 35 minutos
**Porções:** 4

**Ingredientes:**
- 1 libra de batatas fritas
- 4 ovos batidos
- 1 cebola roxa picada
- 1 pimenta malagueta picada
- 1 colher de sopa de azeite
- 6 onças de salsicha com baixo teor de sódio, picada
- ¼ colher de chá de pimenta em pó
- Uma pitada de pimenta preta

**Instruções:**
1. Aqueça uma panela com o azeite em fogo médio, acrescente a cebola e a linguiça, mexa e doure por 5 minutos.
2. Adicione o hash brown e os demais ingredientes, exceto os ovos e a pimenta, mexa e cozinhe por mais 5 minutos.
3. Despeje os ovos misturados com a pimenta-do-reino sobre a mistura de linguiça, leve a assadeira ao forno e leve ao forno a 370 graus F por 25 minutos.
4. Divida a mistura entre os pratos e sirva no café da manhã,

**Nutrição:** calorias 527, gordura 31,3, fibra 3,8, carboidratos 51,2, proteína 13,3

# Tigelas de arroz com cogumelos

**Tempo de preparo:** 10 minutos
**Tempo de cozimento:** 30 minutos
**Porções:** 4

**Ingredientes:**
- 1 cebola roxa picada
- 1 xícara de arroz branco
- 2 dentes de alho picados
- 2 colheres de sopa de azeite
- 2 xícaras de caldo de galinha com baixo teor de sódio
- 1 colher de sopa de coentro picado
- ½ xícara de queijo cheddar sem gordura, ralado
- ½ libra de cogumelo branco, fatiado
- Pimenta de volta a gosto

**Instruções:**
1. Aqueça uma panela com o azeite em fogo médio, acrescente a cebola, o alho e os cogumelos, mexa e cozinhe por 5-6 minutos.
2. Adicione o arroz e o restante dos ingredientes, leve para ferver e cozinhe em fogo médio por 25 minutos mexendo sempre.
3. Divida a mistura de arroz entre tigelas e sirva no café da manhã.

**Nutrição:** calorias 314, gordura 12,2, fibra 1,8, carboidratos 42,1, proteína 9,5

# Ovos de tomate e espinafre

**Tempo de preparo:** 10 minutos
**Tempo de cozimento:** 20 minutos
**Porções:** 4

**Ingredientes:**
- ½ xícara de leite desnatado
- Pimenta preta a gosto
- 8 ovos batidos
- 1 xícara de espinafre baby picado
- 1 cebola amarela picada
- 1 colher de sopa de azeite
- 1 xícara de tomate cereja em cubos
- ¼ xícara de queijo cheddar sem gordura, ralado

**Instruções:**
1. Aqueça uma panela com o azeite em fogo médio, acrescente a cebola, mexa e cozinhe por 2-3 minutos.
2. Adicione o espinafre e o tomate, mexa e cozinhe por mais 2 minutos.
3. Adicione os ovos misturados com o leite e a pimenta-do-reino e misture delicadamente.
4. Polvilhe o queijo cheddar por cima, leve a assadeira ao forno e cozinhe a 390 graus F por 15 minutos.
5. Divida entre pratos e sirva.

**Nutrição:** calorias 195, gordura 13, fibra 1,3, carboidratos 6,8, proteína 13,7

# Omelete de gergelim

**Tempo de preparo:** 5 minutos
**Tempo de cozimento:** 15 minutos
**Porções:** 4

**Ingredientes:**
- 4 ovos batidos
- Uma pitada de pimenta preta
- 1 colher de sopa de azeite
- 1 colher de chá de sementes de gergelim
- 2 cebolinhas picadas
- 1 colher de chá de páprica doce
- 1 colher de sopa de coentro picado

**Instruções:**
1. Aqueça uma panela com o azeite em fogo médio, acrescente a cebolinha, mexa e refogue por 2 minutos.
2. Adicione os ovos misturados com os demais ingredientes, misture um pouco, espalhe a omelete na panela e cozinhe por 7 minutos.
3. Vire, cozinhe a omelete por mais 6 minutos, divida entre os pratos e sirva.

**Nutrição:** calorias 101, gordura 8,3, fibra 0,5, carboidratos 1,4, proteína 5,9

# Aveia de abobrinha

Tempo de preparo: 5 minutos
Tempo de cozimento: 20 minutos
Porções: 4

Ingredientes:
- 1 xícara de aveia cortada em aço
- 3 xícaras de leite de amêndoa
- 1 colher de sopa de manteiga sem gordura
- 2 colheres de chá de canela em pó
- 1 colher de chá de tempero para torta de abóbora
- 1 xícara de abobrinha ralada

Instruções:
1. Aqueça uma panela com o leite em fogo médio, acrescente a aveia e os demais ingredientes, misture, leve ao fogo brando e cozinhe por 20 minutos, mexendo de vez em quando.
2. Divida a aveia em tigelas e sirva no café da manhã.

**Nutrição:** calorias 508, gordura 44,5, fibra 6,7, carboidratos 27,2, proteína 7,5

# Tigela de Amêndoas e Coco

**Tempo de preparo:** 5 minutos
**Tempo de cozimento:** 20 minutos
**Porções:** 4

**Ingredientes:**
- 2 xícaras de leite de coco
- 1 xícara de coco ralado
- ½ xícara de xarope de bordo
- 1 xícara de passas
- 1 xícara de amêndoas
- ½ colher de chá de extrato de baunilha

**Instruções:**
1. Coloque o leite em uma panela, leve para ferver em fogo médio, acrescente o coco e os demais ingredientes e cozinhe por 20 minutos, mexendo de vez em quando.
2. Divida a mistura em tigelas e sirva quente no café da manhã.

**Nutrição:** calorias 697, gordura 47,4, fibra 8,8, carboidratos 70, proteína 9,6

# Salada Quente de Grão de Bico

Tempo de preparo: 5 minutos
Tempo de cozimento: 15 minutos
Porções: 4

**Ingredientes:**
- 2 dentes de alho picados
- 2 tomates, aproximadamente em cubos
- 1 pepino, aproximadamente em cubos
- 2 chalotas picadas
- 2 xícaras de grão de bico em lata, sem adição de sal, escorrido
- 1 colher de sopa de salsa picada
- 1/3 xícara de hortelã picada
- 1 abacate, sem caroço, descascado e cortado em cubos
- 2 colheres de sopa de azeite
- Suco de 1 limão
- Pimenta preta a gosto

**Instruções:**
1. Aqueça uma panela com o azeite em fogo médio, acrescente o alho e a cebolinha, mexa e cozinhe por 2 minutos.
2. Adicione o grão de bico e os demais ingredientes, misture, cozinhe por mais 13 minutos, divida em tigelas e sirva no café da manhã.

**Nutrição:** calorias 561, gordura 23,1, fibra 22,4, carboidratos 73,1, proteína 21,8

# Pudim De Milheto De Cacau

**Tempo de preparo:** 10 minutos
**Tempo de cozimento:** 30 minutos
**Porções:** 4

**Ingredientes:**
- 14 onças de leite de coco
- 1 xícara de milho
- 1 colher de sopa de cacau em pó
- ½ colher de chá de extrato de baunilha

**Instruções:**
1. Coloque o leite em uma panela, leve para ferver em fogo médio, acrescente o milho-miúdo e os demais ingredientes e cozinhe por 30 minutos mexendo sempre.
2. Divida em tigelas e sirva no café da manhã.

**Nutrição:** calorias 422, gordura 25,9, fibra 6,8, carboidratos 42,7, proteína 8

# Pudim de Chia

Tempo de preparo: 15 minutos
Tempo de cozimento: 0 minutos
Porções: 4

**Ingredientes:**
- 2 xícaras de leite de amêndoa
- ½ xícara de sementes de chia
- 2 colheres de sopa de açúcar de coco
- Raspas de ½ limão ralada
- 1 colher de chá de extrato de baunilha
- ½ colher de chá de gengibre em pó

**Instruções:**
1. Em uma tigela, misture as sementes de chia com o leite e os demais ingredientes, misture e deixe descansar por 15 minutos antes de servir.

**Nutrição:** calorias 366, gordura 30,8, fibra 5,5, carboidratos 20,8, proteína 4,6

# Pudim de tapioca

**Tempo de preparo:** 2 horas
**Tempo de cozimento:** 0 minutos
**Porções:** 4

**Ingredientes:**
- ½ xícara de pérolas de tapioca
- 2 xícaras de leite de coco, quente
- 4 colheres de chá de açúcar de coco
- ½ colher de chá de canela em pó

**Instruções:**
1. Em uma tigela, misture a tapioca com o leite quente e os demais ingredientes, mexa e deixe descansar por 2 horas antes de servir.
2. Divida em tigelas pequenas e sirva no café da manhã.

**Nutrição:** calorias 439, gordura 28,6, fibra 2,8, carboidratos 42,5, proteína 3,8

# Hash Cheddar

Tempo de preparo: 10 minutos
Tempo de cozimento: 25 minutos
Porções: 4

Ingredientes:
- 1 libra de batatas fritas
- 1 colher de sopa de óleo de abacate
- 1/3 xícara de creme de coco
- 1 cebola amarela picada
- 1 xícara de queijo cheddar sem gordura, ralado
- Pimenta preta a gosto
- 4 ovos batidos

Instruções:
1. Aqueça uma panela com o azeite em fogo médio, acrescente o hash brown e a cebola, mexa e refogue por 5 minutos.
2. Adicione o restante dos ingredientes, exceto o queijo, misture e cozinhe por mais 5 minutos.
3. Polvilhe o queijo por cima, leve a panela ao forno e cozinhe a 390 graus F por 15 minutos.
4. Divida a mistura entre os pratos e sirva no café da manhã.

**Nutrição:** calorias 539, gordura 33,2, fibra 4,8, carboidratos 44,4, proteína 16,8

# Salada de Ervilhas

**Tempo de preparo:** 10 minutos
**Tempo de cozimento:** 20 minutos
**Porções:** 4

**Ingredientes:**
- 3 dentes de alho picados
- 1 cebola amarela picada
- 1 colher de sopa de azeite
- 1 cenoura picada
- 1 colher de sopa de vinagre balsâmico
- 2 xícaras de ervilhas cortadas ao meio
- ½ xícara de caldo de legumes, sem adição de sal
- 2 colheres de sopa de cebolinha picada
- 1 colher de sopa de coentro picado

**Instruções:**
1. Aqueça uma panela com o azeite em fogo médio, acrescente a cebola e o alho, mexa e cozinhe por 5 minutos.
2. Adicione as ervilhas e os demais ingredientes, misture e cozinhe em fogo médio por 15 minutos.
3. Divida a mistura em tigelas e sirva quente no café da manhã.

**Nutrição:** calorias 89, gordura 4,2, fibra 3,3, carboidratos 11,2, proteína 3,3

# Mistura de quinoa e grão de bico

**Tempo de preparo:** 10 minutos
**Tempo de cozimento:** 20 minutos
**Porções:** 6

**Ingredientes:**
- 1 cebola roxa picada
- 1 colher de sopa de azeite
- 15 onças de grão de bico enlatado, sem adição de sal e escorrido
- 14 onças de leite de coco
- ¼ xícara de quinoa
- 1 colher de sopa de gengibre ralado
- 2 dentes de alho picados
- 1 colher de sopa de açafrão em pó
- 1 colher de sopa de coentro picado

**Instruções:**
1. Aqueça uma panela com o azeite em fogo médio, acrescente a cebola, mexa e refogue por 5 minutos.
2. Adicione o grão de bico, a quinoa e os demais ingredientes, mexa, leve para ferver e cozinhe por 15 minutos.
3. Divida a mistura em tigelas e sirva no café da manhã.

**Nutrição:** calorias 472, gordura 23, fibra 15,1, carboidratos 54,6, proteína 16,6

# Salada de Azeitonas e Pimentões

**Tempo de preparo:** 5 minutos
**Tempo de cozimento:** 15 minutos
**Porções:** 4

**Ingredientes:**
- 1 xícara de azeitonas pretas, sem caroço e cortadas ao meio
- ½ xícara de azeitonas verdes, sem caroço e cortadas ao meio
- 1 colher de sopa de azeite
- 2 cebolinhas picadas
- 1 pimentão vermelho cortado em tiras
- 1 pimentão verde cortado em tiras
- Raspas de 1 limão ralado
- Suco de 1 limão
- 1 ramo de salsa picada
- 1 tomate picado

**Instruções:**
1. Aqueça uma panela com o azeite em fogo médio, acrescente a cebolinha, mexa e refogue por 2 minutos.
2. Adicione as azeitonas, os pimentões e os demais ingredientes, mexa e cozinhe por mais 13 minutos.
3. Divida em tigelas e sirva no café da manhã.

**Nutrição:** calorias 192, gordura 6,7, fibra 3,3, carboidratos 9,3, proteína 3,5

# Mistura de Feijão Verde e Ovos

Tempo de preparo: 10 minutos
Tempo de cozimento: 15 minutos
Porções: 4

Ingredientes:
- 1 dente de alho picado
- 1 cebola roxa picada
- 1 colher de sopa de óleo de abacate
- 1 quilo de feijão verde, aparado e cortado ao meio
- 8 ovos batidos
- 1 colher de sopa de coentro picado
- Uma pitada de pimenta preta

Instruções:
1. Aqueça uma panela com o azeite em fogo médio, acrescente a cebola e o alho e refogue por 2 minutos.
2. Adicione o feijão verde e cozinhe por mais 2 minutos.
3. Adicione os ovos, a pimenta-do-reino e o coentro, misture, espalhe na panela e cozinhe por 10 minutos.
4. Divida a mistura entre os pratos e sirva.

**Nutrição:** calorias 260, gordura 12,1, fibra 4,7, carboidratos 19,4, proteína 3,6

# Salada de Cenoura e Ovos

**Tempo de preparo:** 10 minutos
**Tempo de cozimento:** 0 minutos
**Porções:** 4

**Ingredientes:**
- 2 cenouras em cubos
- 2 cebolas verdes picadas
- 1 ramo de salsa picada
- 2 colheres de sopa de azeite
- 4 ovos cozidos, descascados e cortados em cubos
- 1 colher de sopa de vinagre balsâmico
- 1 colher de sopa de cebolinha picada
- Uma pitada de pimenta preta

**Instruções:**
1. Em uma tigela, misture as cenouras com os ovos e os demais ingredientes, misture e sirva no café da manhã.

**Nutrição:** calorias 251, gordura 9,6, fibra 4,1, carboidratos 15,2, proteína 3,5

# Bagas Cremosas

Tempo de preparo: 5 minutos
Tempo de cozimento: 15 minutos
Porções: 4

**Ingredientes:**
- 3 colheres de sopa de açúcar de coco
- 1 xícara de creme de coco
- 1 xícara de mirtilos
- 1 xícara de amoras
- 1 xícara de morangos
- 1 colher de chá de extrato de baunilha

**Instruções:**
1. Coloque o creme de leite em uma panela, aqueça em fogo médio, acrescente o açúcar e os demais ingredientes, misture, cozinhe por 15 minutos, divida em tigelas e sirva no café da manhã.

**Nutrição:** calorias 460, gordura 16,7, fibra 6,5, carboidratos 40,3, proteína 5,7

# Tigelas de maçãs e passas

Tempo de preparo: 5 minutos
Tempo de cozimento: 15 minutos
Porções: 4

**Ingredientes:**
- 1 xícara de mirtilos
- 1 colher de chá de canela em pó
- 1 e ½ xícara de leite de amêndoa
- ¼ xícara de passas
- 2 maçãs, sem caroço, descascadas e em cubos
- 1 xícara de creme de coco

**Instruções:**
1. Coloque o leite em uma panela, leve para ferver em fogo médio, acrescente as frutas vermelhas e os demais ingredientes, misture, cozinhe por 15 minutos, divida em tigelas e sirva no café da manhã.

**Nutrição:** calorias 482, gordura 7,8, fibra 5,6, carboidratos 15,9, proteína 4,9

# Mingau de gengibre e trigo sarraceno

Tempo de preparo: 10 minutos
Tempo de cozimento: 25 minutos
Porções: 4

**Ingredientes:**
- 1 xícara de trigo sarraceno
- 3 xícaras de leite de coco
- ½ colher de chá de extrato de baunilha
- 1 colher de sopa de açúcar de coco
- 1 colher de chá de gengibre em pó
- 1 colher de chá de canela em pó

**Instruções:**
1. Numa panela coloque o leite e o açúcar, leve para ferver em fogo médio, acrescente o trigo sarraceno e os demais ingredientes, cozinhe por 25 minutos, mexendo sempre, divida em tigelas e sirva no café da manhã.

**Nutrição:** calorias 482, gordura 14,9, fibra 4,5, carboidratos 56,3, proteína 7,5

# Salada de Couve-Flor e Pimentão

**Tempo de preparo:** 10 minutos
**Tempo de cozimento:** 20 minutos
**Porções:** 4

**Ingredientes:**
- 1 libra de florzinhas de couve-flor
- 1 colher de sopa de azeite
- 2 cebolinhas picadas
- 1 pimentão vermelho fatiado
- 1 pimentão amarelo, fatiado
- 1 pimentão verde, fatiado
- 1 colher de sopa de coentro picado
- Uma pitada de pimenta preta

**Instruções:**
1. Aqueça uma panela com o azeite em fogo médio, acrescente a cebolinha, mexa e refogue por 2 minutos.
2. Adicione a couve-flor e os demais ingredientes, misture, cozinhe por 16 minutos, divida em tigelas e sirva no café da manhã.

**Nutrição:** calorias 271, gordura 11,2, fibra 3,4, carboidratos 11,5, proteína 4

# Frango e batatas fritas

**Tempo de preparo:** 10 minutos
**Tempo de cozimento:** 25 minutos
**Porções:** 4

**Ingredientes:**
- 2 colheres de sopa de azeite
- 1 cebola amarela picada
- 2 dentes de alho picados
- 1 colher de chá de tempero Cajun
- 8 onças de peito de frango, sem pele, desossado e moído
- ½ libra de batatas fritas
- 2 colheres de sopa de caldo de legumes, sem adição de sal
- 1 pimentão verde picado

**Instruções:**
1. Aqueça uma panela com o azeite em fogo médio, acrescente a cebola, o alho e a carne e doure por 5 minutos.
2. Adicione as batatas fritas e os demais ingredientes, mexa e cozinhe em fogo médio por 20 minutos, mexendo sempre.
3. Divida entre os pratos e sirva no café da manhã.

**Nutrição:** calorias 362, gordura 14,3, fibra 6,3, carboidratos 25,6, proteína 6,1

# Receitas de almoço Dash Diet

# Burritos de Feijão Preto

**Tempo de preparo:** 5 minutos
**Tempo de cozimento:** 12 minutos
**Porções:** 4

**Ingredientes:**
- 1 xícara de feijão preto enlatado, sem adição de sal, escorrido e enxaguado
- 1 pimentão verde picado
- 1 cenoura descascada e ralada
- 1 colher de sopa de azeite
- 1 cebola roxa fatiada
- ½ xícara de milho
- 1 xícara de cheddar com baixo teor de gordura, ralado
- 6 tortilhas de trigo integral
- 1 xícara de iogurte desnatado

**Instruções:**
1. Aqueça uma panela com o azeite em fogo médio, acrescente a cebola e refogue por 2 minutos.
2. Adicione o feijão, a cenoura, o pimentão e o milho, mexa e cozinhe por mais 10 minutos.
3. Disponha as tortilhas sobre uma superfície de trabalho, divida a mistura de feijão em cada uma, divida também o queijo e o iogurte, enrole e sirva no almoço.

**Nutrição:** calorias 451, gordura 7,5, fibra 13,8, carboidratos 78,2, proteína 20,9

# Mistura de Frango e Manga

**Tempo de preparo:** 10 minutos
**Tempo de cozimento:** 20 minutos
**Porções:** 4

**Ingredientes:**
- 2 peitos de frango, sem pele, desossados e em cubos
- ¼ xícara de caldo de galinha com baixo teor de sódio
- ½ xícara de aipo picado
- 1 xícara de espinafre bebê
- 1 manga, descascada e cortada em cubos
- 2 cebolinhas picadas
- 1 colher de sopa de azeite
- 1 colher de chá de tomilho seco
- ¼ colher de chá de alho em pó
- Uma pitada de pimenta preta

**Instruções:**
1. Aqueça uma panela com o azeite em fogo médio-alto, acrescente a cebolinha e o frango e doure por 5 minutos.
2. Adicione o aipo e os demais ingredientes, exceto o espinafre, misture e cozinhe por mais 12 minutos.
3. Adicione o espinafre, misture, cozinhe por 2-3 minutos, divida tudo entre os pratos e sirva.

**Nutrição:** calorias 221, gordura 9,1, fibra 2, carboidratos 14,1, proteína 21,5

# Bolos De Grão De Bico

**Tempo de preparo:** 10 minutos
**Tempo de cozimento:** 10 minutos
**Porções:** 4

**Ingredientes:**
- 2 dentes de alho picados
- 15 onças de grão de bico enlatado, sem adição de sal, escorrido e enxaguado
- 1 colher de chá de pimenta em pó
- 1 colher de chá de cominho moído
- 1 ovo
- 1 colher de sopa de azeite
- 1 colher de sopa de suco de limão
- 1 colher de sopa de raspas de limão ralada
- 1 colher de sopa de coentro picado

**Instruções:**
1. No liquidificador, misture o grão de bico com o alho e os demais ingredientes, exceto o ovo, e bata bem.
2. Molde bolos médios com esta mistura.
3. Aqueça uma panela com o azeite em fogo médio-alto, acrescente os bolos de grão de bico, cozinhe por 5 minutos de cada lado, divida em pratos e sirva no almoço acompanhado de salada.

**Nutrição:** calorias 441, gordura 11,3, fibra 19, carboidratos 66,4, proteína 22,2

# Tigelas de salsa e couve-flor

**Tempo de preparo:** 10 minutos
**Tempo de cozimento:** 10 minutos
**Porções:** 4

**Ingredientes:**
- 1 colher de sopa de óleo de abacate
- 1 xícara de pimentão vermelho em cubos
- 1 libra de florzinhas de couve-flor
- 1 cebola roxa picada
- 3 colheres de sopa de salsa
- 2 colheres de sopa de cheddar com baixo teor de gordura, ralado
- 2 colheres de sopa de creme de coco

**Instruções:**
1. Aqueça uma panela com o azeite em fogo médio-alto, acrescente a cebola e o pimentão e refogue por 2 minutos.
2. Adicione a couve-flor e os demais ingredientes, misture, cozinhe por mais 8 minutos, divida em tigelas e sirva.

**Nutrição:** calorias 114, gordura 5,5, fibra 4,3, carboidratos 12,7, proteína 6,7

# Salada de Salmão e Espinafre

Tempo de preparo: 5 minutos
Tempo de cozimento: 0 minutos
Porções: 4

**Ingredientes:**
- 1 xícara de salmão enlatado, escorrido e em flocos
- 1 colher de sopa de raspas de limão ralada
- 1 colher de sopa de suco de limão
- 3 colheres de sopa de iogurte sem gordura
- 1 xícara de espinafre bebê
- 1 colher de chá de alcaparras, escorridas e picadas
- 1 cebola roxa picada
- Uma pitada de pimenta preta
- 1 colher de sopa de cebolinha picada

**Instruções:**
1. Em uma tigela, misture o salmão com as raspas de limão, o suco de limão e os demais ingredientes, misture e sirva frio no almoço.

**Nutrição:** calorias 61, gordura 1,9, fibra 1, carboidratos 5, proteína 6,8

# Mistura de Frango e Couve

**Tempo de preparo:** 10 minutos
**Tempo de cozimento:** 20 minutos
**Porções:** 4

**Ingredientes:**
- 1 colher de sopa de azeite
- 1 quilo de peito de frango, sem pele, desossado e em cubos
- ½ libra de couve rasgada
- 2 tomates cereja cortados ao meio
- 1 cebola amarela picada
- ½ xícara de caldo de galinha com baixo teor de sódio
- ¼ xícara de mussarela com baixo teor de gordura, ralada

**Instruções:**
1. Aqueça uma panela com o azeite em fogo médio, acrescente o frango e a cebola e doure por 5 minutos.
2. Adicione a couve e os demais ingredientes, exceto a mussarela, misture e cozinhe por mais 12 minutos.
3. Polvilhe o queijo por cima, cozinhe a mistura por 2-3 minutos, divida em pratos e sirva no almoço.

**Nutrição:** calorias 231, gordura 6,5, fibra 2,7, carboidratos 11,4, proteína 30,9

# Salada de Salmão e Rúcula

**Tempo de preparo: 10 minutos**
**Tempo de cozimento: 0 minutos**
**Porções: 4**

**Ingredientes:**
- 6 onças de salmão enlatado, escorrido e em cubos
- 1 colher de sopa de vinagre balsâmico
- 1 colher de sopa de azeite
- 2 chalotas picadas
- ½ xícara de azeitonas pretas, sem caroço e cortadas ao meio
- 2 xícaras de rúcula bebê
- Uma pitada de pimenta preta

**Instruções:**
1. Em uma tigela, misture o salmão com a cebolinha e os demais ingredientes, misture e guarde na geladeira por 10 minutos antes de servir no almoço.

**Nutrição:** calorias 113, gordura 8, fibra 0,7, carboidratos 2,3, proteína 8,8

# Salada de Camarão e Vegetais

**Tempo de preparo:** 5 minutos
**Tempo de cozimento:** 10 minutos
**Porções:** 4

**Ingredientes:**
- 1 colher de sopa de azeite
- 1 quilo de camarão, descascado e limpo
- 1 colher de sopa de pesto de manjericão
- 1 xícara de rúcula bebê
- 1 cebola amarela picada
- 1 pepino fatiado
- 1 xícara de cenoura ralada
- 1 colher de sopa de coentro picado

**Instruções:**
1. Aqueça uma panela com o azeite em fogo médio, acrescente a cebola e a cenoura, mexa e cozinhe por 3 minutos.
2. Adicione o camarão e os demais ingredientes, misture, cozinhe por mais 7 minutos, divida em tigelas e sirva.

**Nutrição:** calorias 200, gordura 5,6, fibra 1,8, carboidratos 9,9, proteína 27

# Wraps de peru e pimentão

**Tempo de preparo:** 10 minutos
**Tempo de cozimento:** 3 minutos
**Porções:** 2

**Ingredientes:**
- 2 tortilhas de trigo integral
- 2 colheres de chá de mostarda
- 2 colheres de chá de maionese
- 1 peito de peru sem pele, desossado e cortado em tiras
- 1 colher de sopa de azeite
- 1 cebola roxa picada
- 1 pimentão vermelho cortado em tiras
- 1 pimentão verde cortado em tiras
- ¼ xícara de mussarela com baixo teor de gordura, ralada

**Instruções:**
1. Aqueça uma panela com o azeite em fogo médio, acrescente a carne e a cebola e doure por 5 minutos
2. Adicione os pimentões, misture e cozinhe por mais 10 minutos.
3. Disponha as tortilhas sobre uma superfície de trabalho, divida a mistura de peru em cada uma, divida também a maionese, a mostarda e o queijo, embrulhe e sirva no almoço.

**Nutrição:** calorias 342, gordura 11,6, fibra 7,7, carboidratos 39,5, proteína 21,9

# Sopa de Feijão Verde

**Tempo de preparo:** 5 minutos
**Tempo de cozimento:** 25 minutos
**Porções:** 4

**Ingredientes:**
- 2 colheres de chá de azeite
- 2 dentes de alho picados
- 1 quilo de feijão verde, aparado e cortado ao meio
- 1 cebola amarela picada
- 2 tomates em cubos
- 1 colher de chá de páprica doce
- 1 litro de caldo de galinha com baixo teor de sódio
- 2 colheres de sopa de salsa picada

**Instruções:**
1. Aqueça uma panela com o azeite em fogo médio-alto, acrescente o alho e a cebola, mexa e refogue por 5 minutos.
2. Adicione o feijão verde e os demais ingredientes, exceto a salsa, mexa, leve para ferver e cozinhe por 20 minutos.
3. Adicione a salsinha, mexa, divida a sopa em tigelas e sirva.

**Nutrição:** calorias 87, gordura 2,7, fibra 5,5, carboidratos 14, proteína 4,1

# Salada de Abacate, Espinafre e Azeitonas

Tempo de preparo: 5 minutos
Tempo de cozimento: 0 minutos
Porções: 4

Ingredientes:
- 2 colheres de sopa de vinagre balsâmico
- 2 colheres de sopa de hortelã picada
- Uma pitada de pimenta preta
- 1 abacate, descascado, sem caroço e fatiado
- 4 xícaras de espinafre bebê
- 1 xícara de azeitonas pretas, sem caroço e cortadas ao meio
- 1 pepino fatiado
- 1 colher de sopa de azeite

Instruções:
1. Em uma saladeira, misture o abacate com o espinafre e os demais ingredientes, misture e sirva no almoço.

**Nutrição:** calorias 192, gordura 17,1, fibra 5,7, carboidratos 10,6, proteína 2,7

# Panela de Carne e Abobrinha

**Tempo de preparo:** 5 minutos
**Tempo de cozimento:** 20 minutos
**Porções:** 4

**Ingredientes:**
- 1 libra de carne moída
- ½ xícara de cebola amarela picada
- 1 colher de sopa de azeite
- 1 xícara de abobrinha em cubos
- 2 dentes de alho picados
- 14 onças de tomate enlatado, sem adição de sal, picado
- 1 colher de chá de tempero italiano
- ¼ xícara de parmesão com baixo teor de gordura, ralado
- 1 colher de sopa de cebolinha picada
- 1 colher de sopa de coentro picado

**Instruções:**
1. Aqueça uma panela com o azeite em fogo médio, acrescente o alho, a cebola e a carne e doure por 5 minutos.
2. Adicione o restante dos ingredientes, misture, cozinhe por mais 15 minutos, divida em tigelas e sirva no almoço.

**Nutrição:** calorias 276, gordura 11,3, fibra 1,9, carboidratos 6,8, proteína 36

# Mistura de carne com tomilho e batata

Tempo de preparo: 10 minutos
Tempo de cozimento: 25 minutos
Porções: 4

**Ingredientes:**
- ½ libra de carne moída
- 3 colheres de sopa de azeite
- 1 e ¾ libra de batatas vermelhas, descascadas e cortadas em cubos grosseiros
- 1 cebola amarela picada
- 2 colheres de chá de tomilho seco
- 1 xícara de tomate em lata, sem adição de sal e picado
- Uma pitada de pimenta preta

**Instruções:**
1. Aqueça uma panela com o azeite em fogo médio-alto, acrescente a cebola e a carne, mexa e doure por 5 minutos.
2. Adicione as batatas e o restante dos ingredientes, misture, leve para ferver, cozinhe por mais 20 minutos, divida em tigelas e sirva no almoço.

**Nutrição:** calorias 216, gordura 14,5, fibra 5,2, carboidratos 40,7, proteína 22,2

# Sopa De Porco E Cenoura

**Tempo de preparo:** 10 minutos
**Tempo de cozimento:** 25 minutos
**Porções:** 4

**Ingredientes:**
- 1 colher de sopa de azeite
- 1 cebola roxa picada
- 1 quilo de carne ensopada de porco em cubos
- 1 litro de caldo de carne com baixo teor de sódio
- 1 libra de cenouras fatiadas
- 1 xícara de purê de tomate
- 1 colher de sopa de coentro picado

**Instruções:**
1. Aqueça uma panela com o azeite em fogo médio-alto, acrescente a cebola e a carne e doure por 5 minutos.
2. Adicione o restante dos ingredientes, exceto o coentro, leve para ferver, reduza o fogo para médio e ferva a sopa por 20 minutos.
3. Coloque em tigelas e sirva no almoço com o coentro polvilhado por cima.

**Nutrição:** calorias 354, gordura 14,6, fibra 4,6, carboidratos 19,3, proteína 36

# Salada de Camarão e Morango

Tempo de preparo: 5 minutos
Tempo de cozimento: 7 minutos
Porções: 4

**Ingredientes:**
- 1 xícara de milho
- 1 endívia ralada
- 1 xícara de espinafre bebê
- 1 quilo de camarão, descascado e limpo
- 2 dentes de alho picados
- 1 colher de sopa de suco de limão
- 2 xícaras de morangos cortados ao meio
- 2 colheres de sopa de azeite
- 2 colheres de sopa de vinagre balsâmico
- 1 colher de sopa de coentro picado

**Instruções:**
1. Aqueça uma panela com o azeite em fogo médio-alto, acrescente o alho e doure por 1 minuto. Adicione o camarão e o suco de limão, misture e cozinhe por 3 minutos de cada lado.
2. Em uma saladeira, misture o camarão com o milho, a escarola e os demais ingredientes, misture e sirva no almoço.

**Nutrição:** calorias 260, gordura 9,7, fibra 2,9, carboidratos 16,5, proteína 28

# Salada de Camarão e Feijão Verde

**Tempo de preparo:** 5 minutos
**Tempo de cozimento:** 10 minutos
**Porções:** 4

**Ingredientes:**
- 1 quilo de feijão verde, aparado e cortado ao meio
- 2 colheres de sopa de azeite
- 2 libras de camarão, descascado e limpo
- 1 colher de sopa de suco de limão
- 2 xícaras de tomate cereja, cortados ao meio
- ¼ xícara de vinagre de framboesa
- Uma pitada de pimenta preta

**Instruções:**
1. Aqueça uma panela com o azeite em fogo médio-alto, acrescente o camarão, misture e cozinhe por 2 minutos.
2. Adicione o feijão verde e os demais ingredientes, misture, cozinhe por mais 8 minutos, divida em tigelas e sirva no almoço.

**Nutrição:** calorias 385, gordura 11,2, fibra 5, carboidratos 15,3, proteína 54,5

# Tacos de peixe

**Tempo de preparo:** 10 minutos
**Tempo de cozimento:** 10 minutos
**Porções:** 2

**Ingredientes:**
- 4 cascas de taco de trigo integral
- 1 colher de sopa de maionese light
- 1 colher de sopa de salsa
- 1 colher de sopa de mussarela com baixo teor de gordura, ralada
- 1 colher de sopa de azeite
- 1 cebola roxa picada
- 1 colher de sopa de coentro picado
- 2 filés de bacalhau, desossados, sem pele e em cubos
- 1 colher de sopa de purê de tomate

**Instruções:**
1. Aqueça uma panela com o azeite em fogo médio, acrescente a cebola, mexa e cozinhe por 2 minutos.
2. Adicione o peixe e o purê de tomate, misture delicadamente e cozinhe por mais 5 minutos.
3. Coloque nas cascas do taco, divida também a maionese, o molho e o queijo e sirva no almoço.

**Nutrição:** calorias 466, gordura 14,5, fibra 8, carboidratos 56,6, proteína 32,9

# bolo de abobrinha

**Tempo de preparo:** 10 minutos
**Tempo de cozimento:** 10 minutos
**Porções:** 4

**Ingredientes:**
- 1 cebola amarela picada
- 2 abobrinhas raladas
- 2 colheres de sopa de farinha de amêndoa
- 1 ovo batido
- 1 dente de alho picado
- Uma pitada de pimenta preta
- 1/3 xícara de cenoura ralada
- 1/3 xícara de cheddar com baixo teor de gordura, ralado
- 1 colher de sopa de coentro picado
- 1 colher de chá de raspas de limão raladas
- 2 colheres de sopa de azeite

**Instruções:**
1. Em uma tigela, misture as abobrinhas com o alho, a cebola e os demais ingredientes, exceto o azeite, mexa bem e forme bolos médios com essa mistura.
2. Aqueça uma panela com o azeite em fogo médio-alto, acrescente os bolinhos de abobrinha, cozinhe por 5 minutos de cada lado, divida em pratos e sirva com salada.

**Nutrição:** calorias 271, gordura 8,7, fibra 4, carboidratos 14,3, proteína 4,6

# Ensopado de Grão de Bico e Tomate

**Tempo de preparo:** 10 minutos
**Tempo de cozimento:** 20 minutos
**Porções:** 4

**Ingredientes:**
- 1 colher de sopa de azeite
- 1 cebola amarela picada
- 2 colheres de chá de pimenta em pó
- 14 onças de grão de bico enlatado, sem adição de sal, escorrido e enxaguado
- 14 onças de tomate enlatado, sem adição de sal, em cubos
- 1 xícara de caldo de galinha com baixo teor de sódio
- 1 colher de sopa de coentro picado
- Uma pitada de pimenta preta

**Instruções:**
1. Aqueça uma panela com o azeite em fogo médio-alto, acrescente a cebola e a pimenta em pó, mexa e cozinhe por 5 minutos.
2. Adicione o grão de bico e os demais ingredientes, misture, cozinhe por 15 minutos em fogo médio, divida em tigelas e sirva no almoço.

**Nutrição:** calorias 299, gordura 13,2, fibra 4,7, carboidratos 17,2, proteína 8,1

# Salada de Frango, Tomate e Espinafre

Tempo de preparo: 10 minutos
Tempo de cozimento: 0 minutos
Porções: 4

Ingredientes:
- 1 colher de sopa de azeite
- Uma pitada de pimenta preta
- 2 frangos assados, sem pele, desossados, desfiados
- 1 quilo de tomate cereja, dividido pela metade
- 1 cebola roxa picada
- 4 xícaras de espinafre bebê
- ¼ xícara de nozes picadas
- ½ colher de chá de raspas de limão raladas
- 2 colheres de sopa de suco de limão

Instruções:
1. Em uma saladeira, misture o frango com o tomate e os demais ingredientes, misture e sirva no almoço.

**Nutrição:** calorias 349, gordura 8,3, fibra 5,6, carboidratos 16,9, proteína 22,8

# Tigelas de espargos e pimentões

**Tempo de preparo:** 10 minutos
**Tempo de cozimento:** 20 minutos
**Porções:** 4

**Ingredientes:**
- 3 dentes de alho picados
- 2 colheres de sopa de azeite
- 1 cebola roxa picada
- 3 cenouras fatiadas
- ½ xícara de caldo de galinha com baixo teor de sódio
- 2 xícaras de espinafre bebê
- 1 libra de aspargos, aparados e cortados ao meio
- 1 pimentão vermelho cortado em tiras
- 1 pimentão amarelo cortado em tiras
- 1 pimentão verde cortado em tiras
- Uma pitada de pimenta preta

**Instruções:**
1. Aqueça uma panela com o azeite em fogo médio-alto, acrescente a cebola e o alho, mexa e refogue por 2 minutos.
2. Adicione os aspargos e os demais ingredientes, exceto o espinafre, misture e cozinhe por 15 minutos.
3. Adicione o espinafre, cozinhe tudo por mais 3 minutos, divida em tigelas e sirva no almoço.

**Nutrição:** calorias 221, gordura 11,2, fibra 3,4, carboidratos 14,3, proteína 5,9

# Ensopado de carne quente

**Tempo de preparo: 10 minutos**
**Tempo de cozimento:** 1 hora e 20 minutos

**Porções: 4**

**Ingredientes:**
- 1 quilo de ensopado de carne bovina em cubos
- 1 xícara de molho de tomate sem sal
- 1 xícara de caldo de carne com baixo teor de sódio
- 1 colher de sopa de azeite
- 1 cebola amarela picada
- ¼ colher de chá de molho picante
- 1 colher de chá de cebola em pó
- 1 colher de chá de alho em pó
- 1 colher de sopa de coentro picado

**Instruções:**
1. Aqueça uma panela com o azeite em fogo médio-alto, acrescente a carne e a cebola, mexa e doure por 5 minutos.
2. Adicione o molho de tomate e o restante dos ingredientes, leve para ferver e cozinhe em fogo médio por 1 hora e 15 minutos.
3. Divida em tigelas e sirva no almoço.

**Nutrição:** calorias 487, gordura 15,3, fibra 5,8, carboidratos 56,3, proteína 15

# Costeletas de porco com cogumelos

**Tempo de preparo: 5 minutos**
**Tempo de cozimento:** 8 horas e 10 minutos

**Porções: 4**

**Ingredientes:**
- 4 costeletas de porco
- 1 colher de sopa de azeite
- 2 chalotas picadas
- 1 libra de cogumelos brancos, fatiados
- ½ xícara de caldo de carne com baixo teor de sódio
- 1 colher de sopa de alecrim picado
- ¼ colher de chá de alho em pó
- 1 colher de chá de páprica doce

**Instruções:**
1. Aqueça uma panela com o azeite em fogo médio-alto, acrescente as costeletas de porco e as chalotas, misture, doure por 10 minutos e transfira para a panela elétrica.
2. Adicione o restante dos ingredientes, tampe e cozinhe em fogo baixo por 8 horas.
3. Divida as costeletas de porco e os cogumelos entre os pratos e sirva no almoço.

**Nutrição:** calorias 349, gordura 24, fibra 5,6, carboidratos 46,3, proteína 17,5

# Salada de Camarão com Coentro

**Tempo de preparo:** 10 minutos
**Tempo de cozimento:** 8 minutos
**Porções:** 4

**Ingredientes:**
- 1 colher de sopa de azeite
- 1 cebola roxa fatiada
- 1 quilo de camarão, descascado e limpo
- 2 xícaras de rúcula bebê
- 1 colher de sopa de vinagre balsâmico
- 1 colher de sopa de suco de limão
- 1 colher de sopa de coentro picado
- Uma pitada de pimenta preta

**Instruções:**
1. Aqueça uma panela com o azeite em fogo médio, acrescente a cebola, mexa e refogue por 2 minutos.
2. Adicione o camarão e os demais ingredientes, misture, cozinhe por 6 minutos, divida em tigelas e sirva no almoço.

**Nutrição:** calorias 341, gordura 11,5, fibra 3,8, carboidratos 17,3, proteína 14,3

# Ensopado de Berinjela

**Tempo de preparo:** 5 minutos
**Tempo de cozimento:** 20 minutos
**Porções:** 4

**Ingredientes:**
- 1 libra de berinjela, aproximadamente em cubos
- 2 dentes de alho picados
- 2 colheres de sopa de azeite
- 1 cebola amarela picada
- 1 colher de chá de páprica doce
- ½ xícara de coentro picado
- 14 onças de tomate enlatado com baixo teor de sódio, picado
- 1 colher de sopa de coentro picado

**Instruções:**
1. Aqueça uma panela com o azeite em fogo médio-alto, acrescente a cebola e o alho e refogue por 2 minutos.
2. Adicione a berinjela e os demais ingredientes, exceto o coentro, leve para ferver e cozinhe por 18 minutos.
3. Divida em tigelas e sirva com o coentro polvilhado por cima.

**Nutrição:** calorias 343, gordura 12,3, fibra 3,7, carboidratos 16,56, proteína 7,2

# Mistura de carne e ervilhas

**Tempo de preparo: 10 minutos**
**Tempo de cozimento: 30 minutos**
**Porções: 4**

**Ingredientes:**
- 1 e ¼ xícara de caldo de carne com baixo teor de sódio
- 1 cebola amarela picada
- 1 colher de sopa de azeite
- 2 xícaras de ervilhas
- 1 quilo de ensopado de carne bovina em cubos
- 1 xícara de tomate em lata, sem adição de sal e picado
- 1 xícara de cebolinha picada
- ¼ xícara de salsa picada
- Pimenta preta a gosto

**Instruções:**
1. Aqueça uma panela com o azeite em fogo médio-alto, acrescente a cebola e a carne e doure por 5 minutos.
2. Adicione as ervilhas e os demais ingredientes, mexa, leve para ferver e cozinhe em fogo médio por mais 25 minutos.
3. Divida a mistura em tigelas e sirva no almoço.

**Nutrição:** calorias 487, gordura 15,4, fibra 4,6, carboidratos 44,6, proteína 17,8

# Ensopado de Peru

**Tempo de preparo:** 5 minutos
**Tempo de cozimento:** 30 minutos
**Porções:** 4

**Ingredientes:**
- 2 colheres de sopa de azeite
- 1 peito de peru, sem pele, desossado e em cubos
- 1 xícara de caldo de carne com baixo teor de sódio
- 1 xícara de purê de tomate
- ¼ colher de chá de raspas de limão ralado
- 1 cebola amarela picada
- 1 colher de sopa de páprica doce
- 1 colher de sopa de coentro picado
- 2 colheres de sopa de suco de limão
- ¼ colher de chá de gengibre ralado

**Instruções:**
1. Aqueça uma panela com o azeite em fogo médio-alto, acrescente a cebola e a carne e doure por 5 minutos.
2. Adicione o caldo e os demais ingredientes, leve para ferver e cozinhe em fogo médio por 25 minutos.
3. Divida a mistura em tigelas e sirva no almoço.

**Nutrição:** calorias 150, gordura 8,1, fibra 2,7, carboidratos 12, proteína 9,5

# Salada de Carne

**Tempo de preparo:** 10 minutos
**Tempo de cozimento:** 30 minutos
**Porções:** 4

**Ingredientes:**
- 1 quilo de ensopado de carne bovina, cortado em tiras
- 1 colher de sopa de sálvia picada
- 1 colher de sopa de azeite
- Uma pitada de pimenta preta
- ½ colher de chá de cominho moído
- 2 xícaras de tomate cereja em cubos
- 1 abacate, descascado, sem caroço e em cubos
- 1 xícara de feijão preto enlatado, sem adição de sal, escorrido e enxaguado
- ½ xícara de cebolinha verde picada
- 2 colheres de sopa de suco de limão
- 2 colheres de sopa de vinagre balsâmico
- 2 colheres de sopa de coentro picado

**Instruções:**
1. Aqueça uma panela com o azeite em fogo médio-alto, acrescente a carne e doure por 5 minutos.
2. Adicione a sálvia, a pimenta-do-reino e o cominho, misture e cozinhe por mais 5 minutos.
3. Adicione o restante dos ingredientes, misture, reduza o fogo para médio e cozinhe a mistura por 20 minutos.
4. Divida a salada em tigelas e sirva no almoço.

**Nutrição:**calorias 536, gordura 21,4, fibra 12,5, carboidratos 40,4, proteína 47

# Ensopado de abóbora

**Tempo de preparo:** 10 minutos
**Tempo de cozimento:** 20 minutos
**Porções:** 4

**Ingredientes:**
- 1 libra de abóbora, descascada e cortada em cubos grosseiros
- 1 xícara de caldo de galinha com baixo teor de sódio
- 1 xícara de tomate em lata, sem adição de sal, esmagado
- 1 colher de sopa de azeite
- 1 cebola roxa picada
- 2 pimentões laranja picados
- ½ xícara de quinoa
- ½ colher de sopa de cebolinha picada

**Instruções:**
1. Aqueça uma panela com o azeite em fogo médio, acrescente a cebola, mexa e refogue por 2 minutos.
2. Adicione a abóbora e os demais ingredientes, leve para ferver e cozinhe por 15 minutos.
3. Mexa o guisado, divida em tigelas e sirva no almoço.

**Nutrição:** calorias 166, gordura 5,3, fibra 4,7, carboidratos 26,3, proteína 5,9

# Mistura de repolho e carne

**Tempo de preparo:** 10 minutos
**Tempo de cozimento:** 20 minutos
**Porções:** 4

**Ingredientes:**
- 1 cabeça de repolho verde ralada
- ¼ xícara de caldo de carne com baixo teor de sódio
- 2 tomates em cubos
- 2 cebolas amarelas picadas
- ¾ xícara de pimentão vermelho picado
- 1 colher de sopa de azeite
- 1 libra de carne moída
- ¼ xícara de coentro picado
- ¼ xícara de cebolinha picada
- ¼ colher de chá de pimenta vermelha esmagada

**Instruções:**
1. Aqueça uma panela com o azeite em fogo médio, acrescente a carne e a cebola, mexa e doure por 5 minutos.
2. Adicione o repolho e os demais ingredientes, misture, cozinhe por 15 minutos, divida em tigelas e sirva no almoço.

**Nutrição:** calorias 328, gordura 11, fibra 6,9, carboidratos 20,1, proteína 38,3

# Ensopado de Porco e Feijão Verde

**Tempo de preparo: 5 minutos**
**Tempo de cozimento:** 8 horas e 10 minutos

**Porções: 4**

## Ingredientes:
- 1 quilo de carne ensopada de porco em cubos
- 1 colher de sopa de azeite
- ½ libra de feijão verde, aparado e cortado ao meio
- 2 cebolas amarelas picadas
- 2 dentes de alho picados
- 2 xícaras de caldo de carne com baixo teor de sódio
- 8 onças de molho de tomate
- Uma pitada de pimenta preta
- Uma pitada de pimenta da Jamaica moída
- 1 colher de sopa de alecrim picado

## Instruções:
1. Aqueça uma panela com o azeite em fogo médio-alto, acrescente a carne, o alho e a cebola, mexa e doure por 10 minutos.
2. Transfira para uma panela elétrica, acrescente também os demais ingredientes, tampe e cozinhe em fogo baixo por 8 horas.
3. Divida o ensopado em tigelas e sirva.

**Nutrição:** calorias 334, gordura 14,8, fibra 4,4, carboidratos 13,3, proteína 36,7

# Sopa Creme De Abobrinha

**Tempo de preparo:** 10 minutos
**Tempo de cozimento:** 20 minutos
**Porções:** 4

**Ingredientes:**
- 1 colher de sopa de azeite
- 1 cebola amarela picada
- 1 colher de chá de gengibre ralado
- 1 libra de abobrinha picada
- 32 onças de caldo de galinha com baixo teor de sódio
- 1 xícara de creme de coco
- 1 colher de sopa de endro picado

**Instruções:**
1. Aqueça uma panela com o azeite em fogo médio, acrescente a cebola e o gengibre, mexa e cozinhe por 5 minutos.
2. Adicione as abobrinhas e os demais ingredientes, leve para ferver e cozinhe em fogo médio por 15 minutos.
3. Bata no liquidificador de imersão, divida em tigelas e sirva.

**Nutrição:** calorias 293, gordura 12,3, fibra 2,7, carboidratos 11,2, proteína 6,4

# Salada de Camarão e Uva

**Tempo de preparo:** 5 minutos
**Tempo de cozimento:** 0 minutos
**Porções:** 4

**Ingredientes:**
- 2 colheres de sopa de maionese com baixo teor de gordura
- 2 colheres de chá de pimenta em pó
- Uma pitada de pimenta preta
- 1 quilo de camarão, cozido, descascado e limpo
- 1 xícara de uvas vermelhas, cortadas ao meio
- ½ xícara de cebolinha picada
- ¼ xícara de nozes picadas
- 1 colher de sopa de coentro picado

**Instruções:**
1. Em uma saladeira, misture o camarão com a pimenta em pó e os demais ingredientes, misture e sirva no almoço.

**Nutrição:** calorias 298, gordura 12,3, fibra 2,6, carboidratos 16,2, proteína 7,8

# Creme de Cenoura e Cúrcuma

**Tempo de preparo:** 5 minutos
**Tempo de cozimento:** 25 minutos
**Porções:** 4

**Ingredientes:**
- 2 colheres de sopa de azeite
- 1 cebola amarela picada
- 1 libra de cenouras, descascadas e picadas
- 1 colher de chá de açafrão em pó
- 4 talos de aipo picados
- 5 xícaras de caldo de galinha com baixo teor de sódio
- Uma pitada de pimenta preta
- 1 colher de sopa de coentro picado

**Instruções:**
1. Aqueça uma panela com o azeite em fogo médio, acrescente a cebola, mexa e refogue por 2 minutos.
2. Adicione as cenouras e os demais ingredientes, leve para ferver e cozinhe em fogo médio por 20 minutos.
3. Bata a sopa no liquidificador de imersão, coloque em tigelas e sirva.

**Nutrição:** calorias 221, gordura 9,6, fibra 4,7, carboidratos 16, proteína 4,8

# Sopa de Carne e Feijão Preto

**Tempo de preparo: 10 minutos**
**Tempo de cozimento:** 1 hora e 40 minutos

**Porções: 4**

## Ingredientes:
- 1 xícara de feijão preto enlatado, sem adição de sal e escorrido
- 7 xícaras de caldo de carne com baixo teor de sódio
- 1 pimentão verde picado
- 1 colher de sopa de azeite
- 1 quilo de ensopado de carne bovina em cubos
- 1 cebola amarela picada
- 3 dentes de alho picados
- 1 pimenta malagueta picada
- 1 batata em cubos
- Uma pitada de pimenta preta
- 1 colher de sopa de coentro picado

## Instruções:
1. Aqueça uma panela com o azeite em fogo médio, acrescente a cebola, o alho e a carne e doure por 5 minutos.
2. Adicione o feijão e o restante dos ingredientes, exceto o coentro, leve para ferver e cozinhe em fogo médio por 1 hora e 35 minutos.
3. Adicione o coentro, coloque a sopa em tigelas e sirva.

**Nutrição:** calorias 421, gordura 17,3, fibra 3,8, carboidratos 18,8, proteína 23,5

# Tigelas de salmão e camarão

Tempo de preparo: 10 minutos
Tempo de cozimento: 13 minutos
Porções: 4

**Ingredientes:**
- ½ libra de salmão defumado, desossado, sem pele e em cubos
- ½ libra de camarão, descascado e limpo
- 1 colher de sopa de azeite
- 1 cebola roxa picada
- ¼ xícara de tomate em cubos
- ½ xícara de molho suave
- 2 colheres de sopa de coentro picado

**Instruções:**
1. Aqueça uma panela com o azeite em fogo médio-alto, acrescente o salmão, misture e cozinhe por 5 minutos.
2. Adicione a cebola, o camarão e os demais ingredientes, cozinhe por mais 7 minutos, divida em tigelas e sirva.

**Nutrição:** calorias 251, gordura 11,4, fibra 3,7, carboidratos 12,3, proteína 7,1

www.ingramcontent.com/pod-product-compliance
Lightning Source LLC
Chambersburg PA
CBHW070357120526
44590CB00014B/1161